学校の先生にも知ってほしい

慢性疾患の子どもの学校生活

JN272769

満留昭久 編
教育と医学の会理事・小児科医

慶應義塾大学出版会

はじめに――輝いている学校生活を

小児慢性特定疾患（小児がん、心疾患、呼吸器疾患、腎疾患、内分泌疾患、膠原病、糖尿病、先天性代謝疾患、血液・免疫疾患、神経・筋疾患、慢性消化器疾患）に登録されている子どもたちはたいへん多く、平成十八（二〇〇六）年度のデータでは八万人を超えています。その八割を超す子どもたちは、病院に通院しながら治療を受けているといわれています。

小児医療の著しい進歩により、かつては長期の入院治療を必要とした子どもたちも、現在では入院と通院を組み合わせた治療が一般的になり、治療の多くの期間は通院で行われるようになりました。このような子どもたちの多くは通常学級で教育を受けています。病弱児の特別支援学級や院内教室での教育の充実だけでなく、これらの子どもたちの通常学級での教育上の配慮をいかにするかということも、大きな問題になってきているように思います。

慢性の病気をもった子どもたちが通常学級における学校生活で生ずる問題点は、たくさんあります。学校の教師はもちろん、小児医療に携わる者は、次のような点について自己点検しながら子どもたちに対応することが求められています。

①それぞれの子どもの病気に対する教師の理解が十分であるのか。理解が不十分なために、いたずらに教師自身の不安や心配が大きくなることはないか。そのために、学校生活上での意味のない制限や過度の制限をしたり、特別扱いをしてしまうことはないか。

②慢性で長い期間治療を必要としていることが「リスクや逆境」に相当し、子どもの大きなストレスになっていること、また小児がんの子どもでは闘病体験が心的外傷となっていることが理解されているか。

そのために子どもが自信をなくしたり、クラスでの疎外感を大きくしたりしていることに気づいているか。

③学校・教師と保護者および病院の主治医との密接な連携は十分であるか。

④子どもは、クラスの中でみんなと同じように行動したいという気持ちが強く、無理な行動をついしてしまい、病気を悪化させることもありえます。したがって、いろいろな制限をする必要がある時には、なぜ制限するのかを説明し、本人およびクラスメートに分かって

もらう努力をしているか。
⑤クラスメートたちが、病気をスティグマ（負の烙印、レッテル）としてとらえ、偏見を持ったり、差別したり、いじめの対象にしたりする可能性があることを認識しているか、などです。

また、文部科学省の病気療養児の教育に関する調査研究協力者会議は、病気療養児の教育の意義を次のようにまとめています（平成六年十二月十四日）。

(1)長期にわたる療養の経験から積極性、自主性、社会性が乏しくなりがちである。病気療養中の教育は積極性、自主性、社会性を涵養する。
(2)病気への不安や家族、友人と離れた孤独感などから心理的に不安定になり、病気を治そうとする意欲を減退させる傾向がある。病気療養中の教育は心理的な安定をもたらし、健康回復への意欲を育てる。
(3)病気療養中の教育は病気に対する自己管理能力を育てる。
(4)病気療養中の教育は治療上の効果を高め、療養生活環境の質（ＱＯＬ）の向上に資する。

（詳細は、文部科学省ホームページ「病気療養児の教育について」を参照）

私はここに、さらに二つのことを付け加えたいと思います。

ひとつは、病気で苦しんでいる子どもも、健康な子どもも「共に生きる社会」にいるという貴重な体験をクラス全体で学ぶことができることです。

中学卒業を前に亡くなった筋ジストロフィーのI君の担任の先生が卒業式のときに「この三年間、生徒たちも教師もI君とともに生き、一緒に生きる力の尊さを学びました。私たちはI君から多くのことを学びました。I君は私たちの光でした」と述べられました。病気を持ちながら学んでいる子どもも、元気でいる子どももお互いの人格を認め合い、一緒に助け合って学んでいくクラス（社会）をつくっていくことが、差別のない「共に生きる社会」をつくっていく大人を育てることに通じると考えます。

もう一つは、子どもたちの「レジリエンス」（立ち直る力）を育てることができることです。

慢性疾患をもつ子どもは、自分が病気であること、そして自分がおかれている状況をクラスメートや周囲の人たちに正しく理解されると、クラスの仲間が自分の病気を理解し、自分を支えてくれていると実感し、病気に立ち向かうモチベーションを高めやすくなります。そのような機会を作ってあげる努力が必要だと思います。また健常な子どもたちも、病気に立ち向かっているその子の姿を見て、自らのレジリエンスを育てることにもなると思っています。

学校や教師、そして小児医療に関わっている人たちにも、子どもたちの学校生活を〝輝いているもの〟にしていくことができるように配慮することが求められています。本書がその一助になることを願います。

二〇一四年八月

満留昭久

目次

第1章

慢性疾患をもつ子どもと学校

Chapter One
慢性疾患をもつ子どもと学校

1 病弱教育の現状と今後のあり方

病気等のため学校で特別な支援や配慮を必要とする子どもは多くいますが、それらの子どもに対しては必ずしも十分な対応ができているわけではありません。個々の子どもの病気については、重要な個人情報のひとつですので、病気によっては学校にも伝えていないという保護者もいます。そのため、病気等のため学校で特別な支援や配慮を必要とする子どもの実態は把握できていない面があります。このようなことから、病気のために長期間欠席している子どもや、病気をきっかけとした不登校の子どもの中には、特別な支援や配慮があれば登校できる子どもが相当数いると思われます。

心身の病気のため弱っている状態（病弱）または病気ではないが身体が不調・病気に罹りやすい状態（身体虚弱）であるため、特別な支援を必要とする場合には、特別支援学校（病弱）や小中学校の病弱・身体虚弱特別支援学級等で教育を受けることができます。ここでいう「病弱および身体虚弱」とは、学校教育では、このような状態が継続して起こる、または繰り返し起こる場合に用いられており、例えば風邪のように一時的な場合は該当しません。

病弱および身体虚弱の子どもを対象とする教育（以下、病弱教育という）は、入院中の子どもだけを対象としているわけではありません。また、身体の病気の子どもだけでなく、心の病気の子どもも対象です。子どもに多い心身の病気は、社会の状況や医療の進歩とともに変わってきています。結核の子どもが多いときもあれば、腎炎・ネフローゼ等の子どもが多いときもありました。また、身体虚弱のとらえ方も時代とともに変わってきており、戦後すぐの頃は栄養失調の子どもが多く、その後は生活習慣上での課題が大きいときもありました。このように、その時期の社会の状況や医療の進歩等に応じて、病弱教育の実態も変わってきています。

病弱教育の対象となる子どもの疾患としては、小児がん、心身症、うつ病や適応障害等が多くなっています。また、医学や医療の進歩により、入院期間は短くなりました。しかし、退院後も引き続き医療や生活規制（生活管理）を必要とする子どもは多くなるなど、病弱教育の対象となる子どもの実態は大きく変わってきています。そのため、現在の病弱または身体虚弱の子ども（以下、病弱児という）の実態を踏まえた教育を行うことが求められています。

このような病弱児を取り巻く近年の情況の変化等を踏まえ、文部科学省は平成二十五年三月四日に、「病気療養児に対する教育の充実について（通知）」（24初特支第20号）を発出し、①病気療養中の児童生徒の転校手続きの円滑化、②後期中等教育段階での転入学・編入学時の修得単位の適切な取扱い、③特別支援学校（病弱）、小中学校の病弱・身体虚弱特別支援学級、通級による指導（病弱・身体虚弱）など、病気の状態に応じた教育環境の整備、④通学が困難な場合に訪問教育やＩＣＴ（Information and Communication Technology　情報通信技術）等を活用するなどの指導方法等の工夫、⑤通学が困難な児童生徒に退院後も継続した教育を実施すること、などの留意事項を通知しました。

また、病気や障害のある子どもの就学先等を決定する際の参考資料として活用できるよう文部科学省は、「教育支援資料」を平成二十五年十月四日に公表しています。この資料の「第３編－５病弱」において、病弱児が必要とする学びの場等について、まとめられていますので、参考にしてください（二三三頁参照）。

「病弱教育」とは

「病弱」も「身体虚弱」も、医学用語ではなく一般的な用語です。これらは学校教育法等においては、病気または身体虚弱のため医療または生活規制（生活管理）が継続して必要または繰り返し必要になるため、心身の状態等に応じて特別な指導や支援、配慮を必要とする場合に用いられています。このような病気または身体虚弱のため特別な教育的支援を必要とする子どもに対しては、心身の状態等に応じた、適切な指導および必要な支援が求められます。

学校教育においては、これまでも入院や通院等が必要な子どもに対して、病状等に留意しつつ、学習活動が過度の負担とならないように配慮しながら、適切な指導および必要な支援が行われてきました。入院期間が中・長期間になる子どもの場合、学校で勉強したい、子ども同士で気楽に話をしたいと思うことはよくあります。また、保護者も入院中に学習が遅れることに不安を感じます。そのため、子どもは入院中にも学校に行きたいと思い、保護者は入院中にも学習させたいと思っています。

このような教育的ニーズに応えるため、病院に隣接・併設する特別支援学校の設置、および特別支援学校の病院内分校・分教室の設置や病院への訪問教育の実施、小中学校の特別支援学級が設置されています（以下、病院にある学校・学級という）。病院にある学校・学級では、治療等による学習空白が生じている子どもへの各教科の指導だけでなく、子どもが自ら生活管理や服薬管理等ができるようにすることも大切な指導の一環として取り組んでいます。個々の子どもが自分の病気を理解するとともに、病気によっては自ら医療機器を操作するなど、体調に応じた対応ができるようにします。例えば、１型糖尿病の子どもが定期的に血糖値を測定し、血糖値に応じて自らが注射の要・不要を判断し、必要な場合には自己注射をできるように習慣化することは、健康状態を維持する上では、とても重要なことです。

また、病弱児の中には、医師等の医療関係者による治療だけでなく、病気の進行や悪化への不安、学習や治療方法への不安、様々な生活規制（生活管理）等によるストレスなどを抱えていることが多いため、心のケアも必要となります。特に、日々病状が変化するため、病状の変化を踏まえながらカウンセリングマインドを持って指導にあたることが求められます。

例えば、病気の治療過程で吐き気や痛み等を伴うことがあるため、病弱児の中には治療や病気への不安を抱えていることがあります。また、入院中の病弱児の場合には、親やきょうだい（兄弟姉妹）と離れて生活する不安、行動や生活が制限されることへの不満などを抱えています。さらに入院や通院等のため学校で学習できない状況が続いたりすると、学校での学習内容が理解できない、授業についていけないという悩みを抱えていることもあります。

そのため、病弱児に対して教育を行う上では、このような子どもの状況や気持ちを理解した上で指導にあたることが必要です。

わが国の病気や障害のある子どもの教育制度

●児童福祉法等における障害者

児童福祉法や障害者総合支援法等では、それぞれの法律で対象とする障害者を、身体障害者、知的障害者、精神障害者（発達障害者を含む）、難病者としています。また、これらの障害についてはそれぞれ別の法令等で対象とする障害の程度等が規定されています。なお、難病者については、平成二十五年四月に新たな対象となりました。

身体障害者には、肢体不自由者だけでなく、視覚障害者や聴覚障害者とともに内部障害者（心臓機能障害、腎臓機能障害、呼吸機器機能障害、膀胱・直腸機能障害、小腸機能障害、ヒト免疫不全ウイルスによる免疫機能障害［ＨＩＶ感染症］、肝臓機能障害）も対象に含まれていますが、そのことを知らない学校関係者は多いようです。「障害者白書（平成二十五年度版）」によると、内部障害者は、身体障害者のうち約三〇％を占めており、肢体不自由者が約五〇％、視覚障害者が約一〇％、聴覚障害者が約一〇％であることから、内部障害者として身体障害者手帳の交付を受けている人が多いことが分かります。

なお、障害者基本法第2条第1号において、同法における障害者とは「身体障害、知的障害、精神障害（発達障害を含む。）その他の心身の機能の障害（以下「障害」と総称する。）がある者であつて、障害及び社会的障壁により継続的に日常生活又は社会生活に相当な制限を受ける状態にあるものをいう。」と定義しており、社会的障壁については同条第2号において、「障害がある者にとつて日常生活又は社会生活を営む上で障壁となるような社会における事物、制度、慣行、観念その他一切のものをいう。」と定義しており、障害者への支援や配慮を検討する際には、障害だけに着目するのではなく、周囲の環境等についても考慮に入れることが求められます。

●学校教育法等における障害者

これらの法律における障害種と、学校教育法等における障害種とは異なるので、注意が必要です。特別支援学校や小・中学校の特別支援学級での指導、または通級による指導を受けることができる子どもの障害の種類と障害の程度については、学校教育法および学校教育法施行規則等で決められています。病弱児についても、心身の状態等に応じて、特別支援学校（病弱）、および小・中学校の通常の学級、病弱・身体虚弱特別支援学級での指導や、通級による指導を受けることができます。

①特別支援学校（病弱）

特別支援学校については、「視覚障害者」「聴覚障害者」「知的障害者」「肢体不自由者」「病弱者（身体虚弱を含む）」が対象で、対象となる子どもの障害の程度については学級教育法施行令第22条の3に示されています。また、都道府県は、それぞれの障害者を対象とする特別支援学校を設置しなければなりません（学校教育法第八〇条）。なお、令第22条の3に示されている障害の程度（五障害）に該当しない子どもについては、たとえ保護者等が特別支援学校での教育を受けることを希望していても、就学することはできません。

令第22条の3に該当する病弱児（入院中の子どもを含む）については、必要に応じて、病弱者を教育の対象とする特別支援学校（以下、特別支援学校［病弱］という）で指導を受けることができます。特別支援学校（病弱）は、病院に隣接または併設して設置されていることが多いですが、特別支援学校（病弱）は入院中の子どもだけを対象としているわけではありませんので、最近は入院していない病弱児が、自宅等から通学して、特別支援学校（病弱）で学ぶことも多くなっています。さらに、各地の特別支援学校では複数の障害種に対応するところも増えており、例えば、病院から離れた特別支援学校に病弱部門等を新たに設けて、入院中の子どもや退院後の子どもの指導や支援を進めているところも増えてきています。

令第22条の３には、特別支援学校の対象となる病弱者について次のように示されています。

１　慢性の呼吸器疾患、腎臓疾患及び神経疾患、悪性新生物その他の疾患の状態が継続して医療又は生活規制を必要とする程度のもの

２　身体虚弱の状態が継続して生活規制を必要とする程度のもの

②小・中学校の特別支援学級

小・中学校の特別支援学級については、基本的に「知的障害者」「肢体不自由者」「病弱・身体虚弱者」「弱視者」「難聴者」「言語障害者」「自閉症・情緒障害者」が対象です。これらの学級の多くは、小・中学校内に設置されていますが、病弱・身体虚弱特別支援学級の中には、入院中の子どものために病院内に設置されることがあります。

このような病院内の学級には、特別支援学校（病弱）の分校・分教室等と一見すると同じように見えることがありますが、これらは小・中学校の学級ですので、指導する教員は近隣の小・中学校から病院に派遣されています。最近は、小児科に入院する子どもの減少や入院期間

の短期化、小児科病棟の閉鎖等により、病院内の学級の中には、学級は設置しているが子どもも教員もいないところや、数年間在籍者数ゼロ人が続いているところもあります。

また、小・中学校内に設置された学級には、病弱・身体虚弱のため通常の学級での授業に参加することが難しい子ども、例えば感染症予防が必要、酸素や吸引等が必要といった子どもがいます。最近は、このような退院後も引き続き医療や生活管理等が必要な子どもが増えており、そのため小・中学校内に設置された学級が増えています。全国病弱虚弱教育研究連盟の平成二十四年度の施設調査結果によると、病弱・身体虚弱特別支援学級の八〇％以上になっています。

③通級による指導

「通級による指導」とは、通常の学級に在籍する病気や障害のある子どもが、障害による学習上または生活上の困難を改善・克服するために、一定の時間、特別な指導を受けることができる制度で、基本的には、「言語障害者」「自閉症者」「情緒障害者」「弱視者」「難聴者」「学習障害者」「注意欠陥多動性障害者」「肢体不自由者」「病弱・身体虚弱者」が対象です。

今までは、病弱・身体虚弱者に対しては、通級による指導が行われることは少なく、具体的な活用例も少なかったのですが、年度当初に入院中の子どもがいないため、病院内に特別支援学級を設置できない年度に、短期間入院する子どもに対して、通級による指導を行っているところがありました。また最近は、二週間以内の入院など極めて短期間の入院であるため転校が困難な場合に行われることがあります。また、退院後に前籍校で感染症予防対策をとることができない、または前籍校に病弱・身体虚弱特別支援学級がないなど、通学できる条件が整わないため前籍校に通学できないことがあります。そのような子どもに対して、通院時に、特別支援学校（病弱）で指導を受けることができるようにしていることもあります。

④通常の学級での指導

病気の子どもは、小・中学校等の通常の学級で、健康面等に留意しながら学習していることが多いです。また、継続した治療が必要であっても、病気の状態や学習環境等によっては、通常の学級で留意して学習できることも多いです。その際は、例えば休憩の取り方、体育実技等の配慮、体調の自己管理等を徹底することが必要となります。また近年は、例えば糖尿病における自己注射、心臓疾患における酸素の使用などができれば、通常の学級での学習が可能な子どもが増えています。通常の学級で学習するにあたっては、本人がこれらの機器を管理し、適切に活用できることが大切です。

病弱教育の変遷

病弱児の実態やそれを取り巻く状況は、時代とともに変わってきています。戦前には、結核などにより入院する子どもだけでなく、結核にかかりやすいため日常生活で注意しなければならない子どもに対しても、身体虚弱者として必要な教育が行われてきました。また、戦争直後は栄養失調の子どもが多くなり、その後、原因ははっきりしないが病気にかかりやすい子どもや頭痛や腹痛などいろいろな不定の症状を訴える子どもについても、身体虚弱者として必要な教育が行われました。

全国病弱虚弱教育研究連盟等の調査によると、明治時代から昭和四十年代前半ころまでは、結核等の感染症が過半数を占めていました。しかし、医学や医療の進歩、抗生物質の発見、公衆衛生の普及、生活環境の改善により感染症による子どもの死亡が激減しました。その後、感染症に代わって、喘息等の呼吸器・アレルギー疾患が増加するとともに、昭和五十三（一九七八）年から全学年を対象として尿検査が行われるようになったこともあり、腎炎・ネフローゼ症候群等の腎臓疾患の子どもが入院することが多くなるなど、長期間の治療を要する慢性疾患が病弱教育の大きな部分を占めるようになりました。しかし、現在はこのような長期間の入院を必要とする子どもは、全体的には減少しています。

また、昭和六十（一九八五）年以降になると、不登校経験のある子どもの中で医療や生活規制を必要とする心身症等（神経性食欲不振症や神経性過食症などの摂食障害や起立調節障害［ＯＤ］等）の診断を受けた子どもが増加してきました。

さらに、白血病などの小児がん（悪性新生物）の治療成績が大きく向上するようになり、以前は治療に専念することが望ましいとされていた小児がんについては、長期間の治療と治療中の教育が必要になってきています。

特に特別支援学校（病弱）に在籍する、うつ病や適応障害等の診断を受けた子どもの中には、発達障害を併せ有する子ども、いじめや虐待を受けた経験のある子ども、不登校を経験した子どもが多くなってきています。

病弱教育の現状

平成二十五年度の学校基本調査の結果によると、平成二十五年五月一日現在で、全国に特別支援学校（病弱）は一四三校あり、一万九六五三人の子どもが在籍しています。その約半分の学校は複数の障害種に対応した学校となっており、このような学校は年々増えています。それに対し、病弱者だけを対象とした学校は少なくなっています。

また、病弱・身体虚弱特別支援学級は一四八八学級あり、二五七〇人の子どもが在籍しています。全国病弱虚弱教育研究連盟の平成二十五年度の施設調査によると、約二五〇学級が病院内にある学級ですので、約二〇％だけが病院内の学級ということになります。

病弱・身体虚弱特別支援学級は、病院内の学級だけだと思っている方がいますが、このように現在は、小・中学校内に設置された学級が八〇％以上と、圧倒的に多いのが現状です。これは、入院の短期化や入院の頻回化（繰り返しての入院）、退院後も引き続き医療や生活規制（生活管理）が必要となるケースの増加など、病弱児の治療や療養生活が大きく変化してきていることが大きな理由の一つだと思われます。

図1は、病弱・身体虚弱特別支援学級数と在籍者数の推移です。学級数については、平成六（一九九四）年度ごろから増加し、平成十年度頃に八〇〇学級程度で落ち着き、平成十六年度頃から再び増加します。また、在籍者数については、平成十二年度頃からいったん減少し始め、平成十九年度頃より増加に転じています。

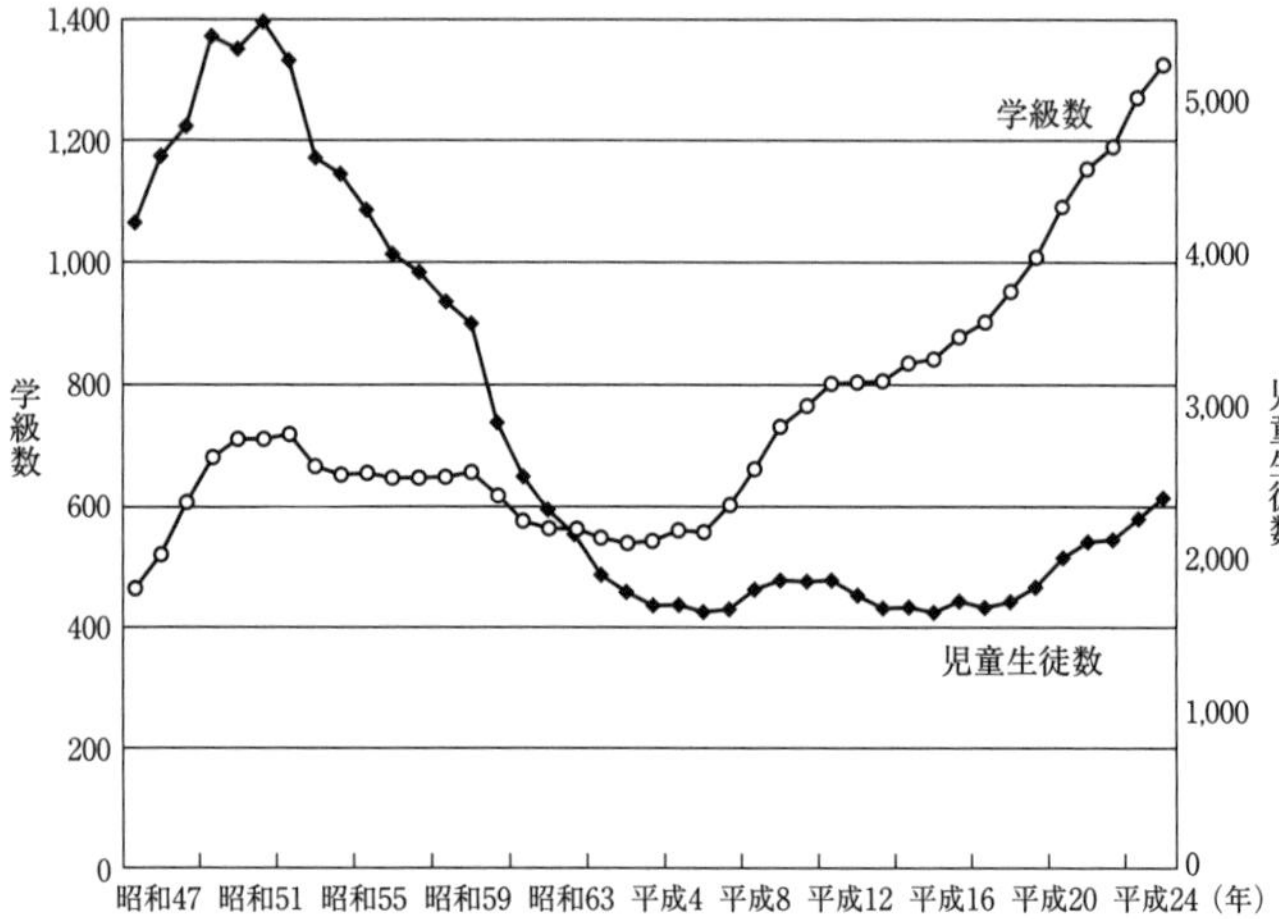

出典：「学校基本調査」（昭和47年～平成24年度）の結果より。

図１●病弱・身体虚弱特別支援学級数と児童生徒数の推移

表１●都道府県別の病弱・身体虚弱特別支援学級数（平成25年度）

	小学校	中学校	合計
全　国	1,039	449	1,488
大　阪	305	138	443
北海道	150	68	218
奈　良	69	32	101
神奈川	64	20	84
宮　城	58	26	84
熊　本	40	13	53
香　川	34	10	44
東　京	12	1	13

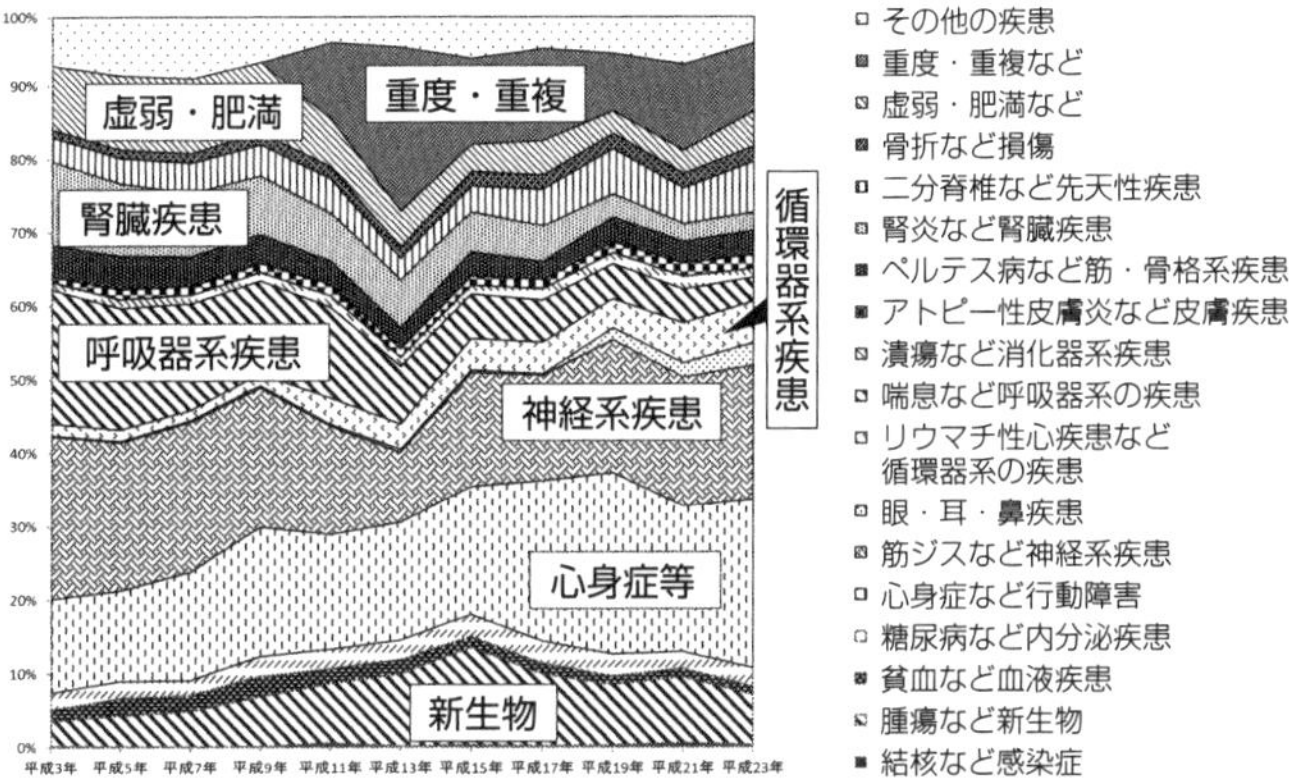

出典：全国病弱虚弱教育研究連盟「病類別調査結果」より。

図２●疾患群別児童生徒の割合の推移

病弱・身体虚弱特別支援学級については、都道府県により多いところと少ないところがあります。表1は、平成二十五年度の病弱・身体虚弱特別支援学級数を都道府県別にまとめたものです。県によっては病弱・身体虚弱特別支援学級がないところもあり、都道府県により、学級の設置について取り扱いが異なっていることが分かります。

図2は、全国病弱虚弱教育研究連盟の病類別調査結果による疾患群別の割合の推移です。重心病棟にいる重度・重複障害者や、ペルテス病等の整形外科的な治療のために入院する子どもが多いため、神経系疾患や重度・重複障害に区分される人の割合が比較的に高いです。また心身症等の行動上の障害に区分される方の割合も高いことが分かります。また、文部科学省の学校保健調査では、

心臓疾患のある子どもの割合が高くなっているように、病類別調査でも循環器系疾患に関しては平成三年頃に比べると割合が高くなっているのが分かります。それに対して、がん等の悪性新生物については、平成十五年頃をピークにして割合は少し低くなっています。さらに、腎臓疾患や気管支喘息等の呼吸器系疾患については、著しく減少していることが分かります。

医学や医療の進歩等に応じた病弱教育の充実

近年は、医学や医療の進歩により、入院期間が短くなってきています。厚生労働省の平成二十三年の患者調査の結果によると、平均の入院日数は、五〜九歳で七・九日、十〜十四歳で一一・六日となっており、平成二年の調査結果と比べると概ね五日ほど短くなっています。この短期化は今後もさらに進むと思われます。

子どもや保護者にとっては、入院による心身への負担が少なくなるだけでなく、金銭的にも負担が少なくてすむため良いことです。しかし、入院の短期化が一段と進むなかで、寛解（病気は完治していないが、病状が一時的に軽くなる、または落ち着いた状態）で退院する子どもも多くなってきており、退院後も引き続き通院や休養、感染症予防等が必要な子どもが増えています。

しかし自治体によっては、このような病弱児を取り巻く変化への対応が十分でないところもあります。

また、わが国では子どもが減少しているため、小児科の廃止や縮小する病院も多くなってきています。厚生労働省が公表した医療施設調査の結果によると、平成二十四（二〇一二）年十月一日時点での「小児科」を標榜している一般病院は二七〇二施設であり、十五年前の平成九（一九九七）年の三七六八施設に比べると一〇六六施設（二八・三％）も減少しており、特別支援学校（病弱）の中には、隣接・併設する病院に小児科病棟がないところも増えています。

このようなため、病院にある学校・学級では、入院中の子どもの在籍者が減り、従来の入院中の子どもだけでなく、通学生が増えています。また、特別支援学校（病弱）によっては、在校生全員が自宅や施設等から通学しているというところもあります。

学校関係者の中にも、病弱児とは入院中の子どものことだと勘違いされている方がいます。

しかし、入院中の子どもだけが病弱児ではありません。例えば、通常の学級に在籍する病気の子どもや身体虚弱の子どもの中にも、特別な教育的支援が必要なことがあります。そのような場合には、特別支援教育の対象となることがありますので、小中学校や高等学校の教職員や教育委員会の指導主事等は、そのことを理解し、必要な場合には適切に対応することが必要です。

連続性のある多様な学びの整備を

文部科学省が、平成二十五年十月四日に出した教育支援資料には、インクルーシブ教育システムの構築のためには、「そのための環境整備として、個別の教育的ニーズのある子どもに対して、自立と社会参加を見据えて、その時点で教育的ニーズに最も的確に応える指導を提供できる、多様で柔軟な仕組みを整備することが重要である。このため、小・中学校における通常の学級、通級による指導、特別支援学級、特別支援学校といった、連続性のある『多様な学びの場』を用意しておくことが必要である」と記述されています。

医学や医療の進歩により、多くの病気については入院期間の短期化が進み、寛解による退院などが多くなり、様々な医療機器を家庭等で利用する子どもが増えています。このことは子どもや保護者にとっては望ましいことでしょう。しかし、その一方で、繰り返し入退院する子どもへの対応、高等学校段階の子どもへの対応、学校での感染症予防や医療機器の使用など、これらの子どもが学校教育を受けるにあたっての課題も出てきています。また、病弱児の中には、

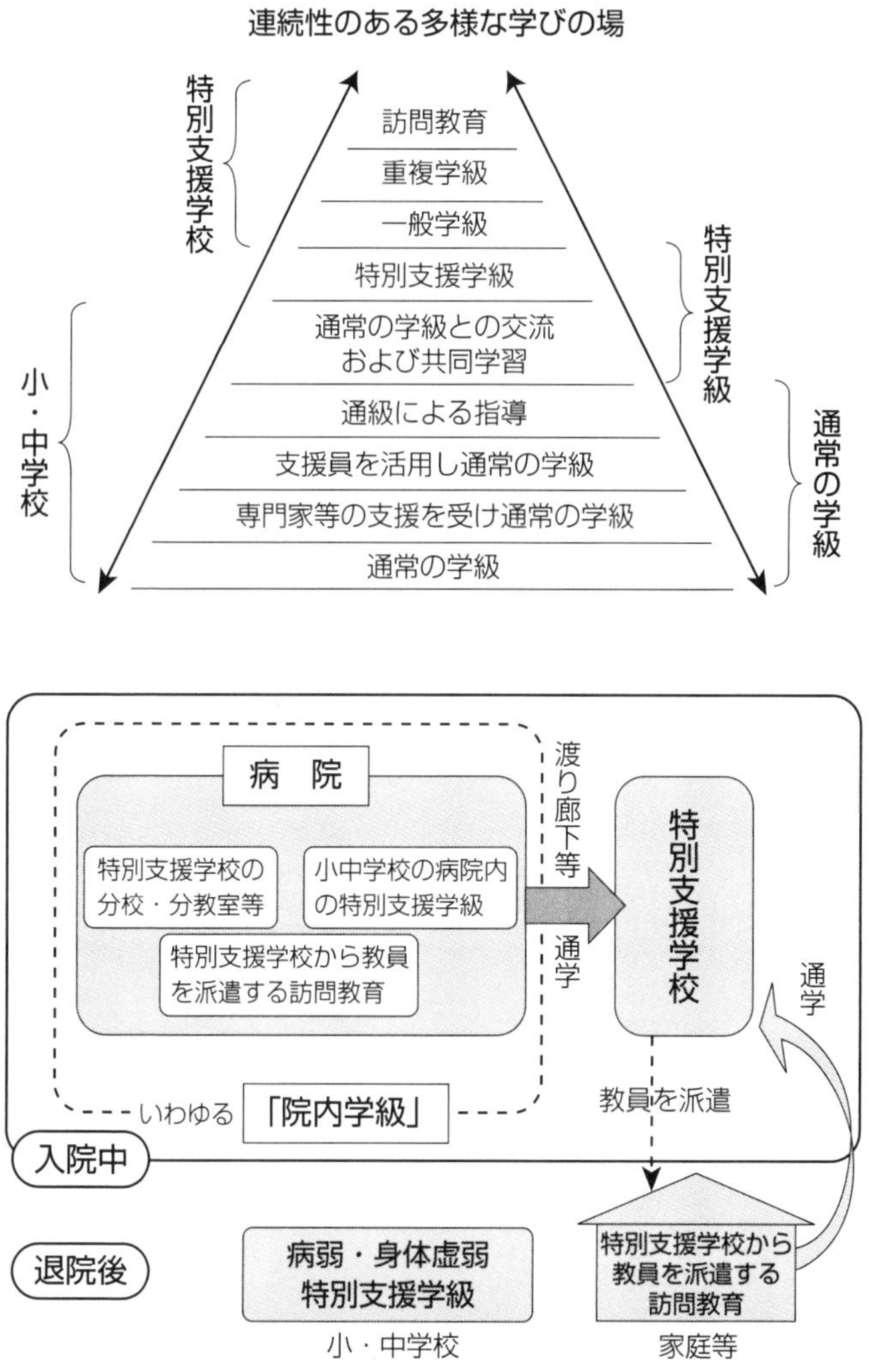
連続性のある多様な学びの場
特別支援学校
訪問教育
重複学級
一般学級
特別支援学級
通常の学級との交流
および共同学習
通級による指導
支援員を活用し通常の学級
専門家等の支援を受け通常の学級
通常の学級
小・中学校
特別支援学級
通常の学級
病　院
特別支援学校の
分校・分教室等
小中学校の病院内
の特別支援学級
特別支援学校から教員
を派遣する訪問教育
いわゆる
「院内学級」
渡り廊下等
通学
特別支援学校
通学
教員を派遣
入院中
退院後
病弱・身体虚弱
特別支援学級
小・中学校
特別支援学校から
教員を派遣する
訪問教育
家庭等

図３●多様な学びの場

うつ病や適応障害等の子どもが増えており、心のケアも求められています。

　このように病弱児を取り巻く状況が大きく変化するなかで、病弱教育に求められることも大きく変わりつつあります。このような変化に対応するために必要な環境のひとつとして、連続性のある多様な学びの場があります。

　制度上は病弱児のために、通常の学級、通級による指導（病弱・身体虚弱）、病弱・身体虚弱特別支援学級、特別支援学校（病弱）といった多様な学びを整備することができます。しかし現在は、必ずしも各地でこれらの学びの場が整備されているわけではありません。今後は必要に応じて、これらの学びの場を整備するとともに、これらの学びの場を連続性のあるものにしていくことにより、病弱児を取り巻く状況の変化に対応できる体制を構築していくことが望まれます。

［参考］
・文部科学省「病気療養児に対する教育の充実について（通知）」（平成二十五年三月四日発出）
http://www.mext.go.jp/b_menu/hakusho/nc/1332049.htm

・文部科学省「教育支援資料」の「第3編－5病弱」（平成二十五年十月四日公表）
http://www.mext.go.jp/a_menu/shotou/tokubetu/material/1340250.htm

（丹羽　登）

Chapter One　慢性疾患をもつ子どもと学校

2 病気の子どもへの教育面の配慮のあり方

慢性疾患をもつ子どもの頻度と現状

慢性疾患をもつ子ども（以下、病児）は、最近の医療技術の向上に伴って、生命の危機は防ぎやすくなった反面、その療養が長期化して、心身面での負担が増しています[1)]。長期間、病気と闘っている子どもとその家族の状況は、以前と比べて様変わりしてきています。

一般の子どもたちの中で、気管支喘息の子どもは約五％、てんかんは約一％存在し、また、約一％の子どもは心臓に奇形をもって生まれています。子どもの慢性疾患には五〇〇種類以上が知られ、いろいろな病気をもっている子どもたちが私たちのまわりで生活しています。しかし、周囲の偏見や差別、また、知識が不足していることによる不適切な対応が心配されます。

小児慢性特定疾患治療研究事業[註]（以下、小慢事業）によれば、幼稚園児や小中学生の約二〇〇人に一人は、小慢事業に登録されています[2)]。十五歳未満の子どもの一〇〇四人に一人は小児がんに、また七六五人に一人は内分泌疾患に罹患していました[3)]。

病児とその家族が社会の構成員として、社会と関わりながら生活できるように、一般の人々がその存在を正しく認知し、社会全体で支援するという気持ちをもつことがとても大切です。

慢性疾患をもつ子どもとその家族

厚生労働省の検討会の報告書によれば、病児とその家族の要望は、①より良い医療、②安定した家庭、③積極的な社会参加、の三つに集約されていました[4)]。詳細は、ホームページ（http://www.mhlw.go.jp/houdou/2002/^n06/h0628-1.html）を参照してください。

①より良い医療

さらなる研究の推進、診療の向上によって、病児がより良い医療を受け、可能な限り治癒・回復を図るということです。

②安定した家庭

家族がまとまりながら病児を支えつつ、家族全員がそれぞれの人生を充実して送ることです。病児が心配なく療養を続けるために、家族が安定することは欠かせない。そのため、ケアの負担軽減や、きょうだいや家族の支援、職場での配慮が望まれます。

③積極的な社会参加

病児が教育や就職など、社会参加することをいいます。本来持って生まれた能力の可能性を十分に発揮したい、または、させたいという願望は、一般の子どもとその家族以上に強いのです。そして教育は、子どもが自立し社会参加していくために欠かせません。不必要な制限が行われたり、無理な活動を強いたりするなど不適切な対応を避け、疾患に応じた適切な支援、教育を受けられるようにしなければなりません。

●社会全体での支援の必要性

以上の①~③の要望は、慢性疾患のない子どもとその家族が、健康、安定した家族、社会参加を求めるのと同質です。一方、慢性疾患に罹ることは、本人の責任ではなく、様々な負担を自らですべてを負うことも困難です。病児とその家族が社会の構成員として、社会と関わりながら生活できるように、一般の人々がその存在を正しく認知し、社会全体で支援するという気持ちをもつことが大切なのです。

病児には、生活上の規制、運動制限など、日常生活、学校生活の管理指導が重要な場合があります。しかし、子どものＱＯＬ（生命・生活の質）を高め、一人ひとりが生きる喜びをもてるようにしたいのです。同じ年齢の子どもが経験すること（いろいろな遊び、家庭生活、学習等）を可能な範囲で体験させたい、と考えます。

●学校生活

病児には、学校生活でいろいろな制限が必要かもしれませんが、意味のない制限や特別扱いは、子どもにストレスを与えます。また、高学年になれば、皆と同じでいたいという気持ちが強くなり、このことがしばしば子どもに無理な行動をとらせ、結果的に病気を悪化させることがあります。したがって、クラスメートなど周囲の人々に子どもの病気や、病児のおかれている状況について、個人情報保護には十分配慮しながら、正しく理解してもらうことが大切です。

元気に見えるのに、なぜ校内清掃ではいつも軽い作業を割り当てられるのかなど、その理由が周囲に伝わっていないと、周囲に誤解されてしまいます。誤解は子どもを孤独に追い込んだり、いじめにつながることもあります。

逆に、身近な仲間が病気を理解し支えてくれることは、病児にとって何よりの励ましになります。またクラスメートにとっても、助けを必要とする仲間を支える経験を積むことは、人間としての資質を高める上で必要な体験となるでしょう。このような相互理解と助け合いの雰囲気がクラス内に自然に生まれるよう、配慮することが大切です。

教育面の配慮のあり方

教育は、病児が成人期に達して自立し、社会参加するために欠くことのできないものです。二十歳を超えて小慢事業の対象から外れた旧小児慢性特定疾患患者（以下、旧小慢患者）に関して、就労している旧小慢患者四一三名、学生の旧小慢患者一〇九名および、学生を除く無職の旧小慢患者二一一名の小児期の学校生活時の問題を各々、表１～３に示します[5]。

●学校生活時の問題への配慮

旧小慢患者は、学校生活時に多種の問題があったと回答していました。可能な範囲でその問題を解決していく努力が求められます。

表１●就労している旧小慢患者（旧小児慢性特定疾患患者）413名の学校生活時の問題

（複数回答）

年収〈人数〉	学校生活時に問題があった（上段：人数、下段：割合％）												問題なし
	学力	欠席日数	進級・卒業	体育授業	学校行事	校内作業	登下校	クラブ活動	友人関係	異性関係	先生との関係	親との関係	
241万円以上〈123名〉	8 (6.5)	21 (17.1)	5 (4.1)	52 (42.3)	32 (26.0)	8 (6.5)	10 (8.1)	19 (15.4)	16 (13.0)	9 (7.3)	11 (8.9)	3 (2.4)	39 (31.7)
121～240万円〈106名〉	12 (11.3)	22 (20.8)	7 (6.6)	52 (49.1)	36 (34.0)	11 (10.4)	14 (13.2)	28 (26.4)	13 (12.3)	6 (5.7)	10 (9.4)	4 (3.8)	31 (29.2)
120万円以下〈68名〉	15 (22.1)	20 (29.4)	5 (7.4)	42 (61.8)	30 (44.1)	13 (19.1)	17 (25.0)	13 (19.1)	17 (25.0)	9 (13.2)	13 (19.1)	6 (8.8)	15 (22.1)
年収不明〈116名〉	34 (29.3)	20 (17.2)	11 (9.5)	55 (47.4)	36 (31.0)	12 (10.3)	27 (23.3)	24 (20.7)	28 (24.1)	4 (3.4)	15 (12.9)	8 (6.9)	27 (23.3)

表２●学生の旧小慢患者109名の学校生活時の問題

（複数回答）

学校生活時に問題があった（上段：人数、下段：割合％）												問題なし
学力	欠席日数	進級・卒業	体育授業	学校行事	校内作業	登下校	クラブ活動	友人関係	異性関係	先生との関係	親との関係	
15 (13.8)	31 (28.4)	14 (12.8)	52 (47.7)	36 (33.0)	16 (14.7)	22 (20.2)	29 (26.6)	14 (12.8)	4 (3.7)	7 (6.4)	5 (4.6)	32 (29.4)

出典：表１・表２ともに文献５より

表３●無職の旧小慢患者211名の学校生活時の問題

（学生を除く、複数回答）

生活状況〈人数〉	学校生活時に問題があった（上段：人数、下段：割合％） 学力	欠席日数	進級卒業	体育授業	学校行事	校内作業	登下校	クラブ活動	友人関係	異性関係	先生との関係	親との関係	問題なし
既婚者〈41名〉	5 (2.2)	13 (31.7)	3 (7.3)	24 (58.5)	17 (41.5)	5 (12.2)	7 (17.1)	6 (14.6)	7 (17.1)	5 (12.2)	5 (12.2)	2 (4.9)	8 (19.5)
就職先無し〈28名〉注1	14 (50.0)	5 (17.9)	2 (7.1)	14 (50.0)	10 (35.7)	4 (14.3)	7 (25.0)	6 (21.4)	10 (35.7)	3 (10.7)	3 (10.7)	4 (14.3)	7 (25.0)
病気で無理〈73名〉注2	40 (54.3)	21 (28.8)	12 (16.4)	50 (68.5)	40 (54.8)	19 (26.0)	37 (50.7)	16 (21.9)	27 (37.0)	1 (1.4)	15 (20.5)	4 (5.5)	9 (12.3)
その他〈74名〉注3	18 (24.3)	15 (20.3)	8 (10.8)	33 (44.6)	23 (31.1)	11 (14.9)	22 (29.7)	7 (9.5)	23 (31.1)	4 (5.4)	14 (18.9)	7 (9.5)	11 (14.9)

注１）働けるが就職先がない（既婚者１名を除く、病気で就労は無理との併記者４名を含む）
注２）病気で就労は無理（既婚者１名を除く、働けるが就職先がないとの併記者４名を含む）
注３）無職の理由は無記入が60名。技能修行中２名、就職活動中２名等は含むが、既婚者は除く。

出典：文献５より

特別支援学校（旧病弱養護学校等）の教育課程では、個々の児童生徒の病状は多種多様であり、その実態に即した細かい指導が必要とされ、病気に対する回復意欲の向上を図り、病気に対する自己管理能力を育成する、とされています[6]。

文部科学省の学校基本調査によれば、二〇〇九年度の義務教育での長期欠席児童生徒総数は、一九万一七〇二人で、その内、病気を理由とする者は全国で四万一四三七人でした。しかし、病弱教育を受けている児童生徒数は、病弱特別支援学校で一万八九二六人、特別支援学級二万一一一七人、通級指導二二人、猶予・免除者三三人であり、病弱教育が必要と考えられる者に対して実際に病弱教育のサービスを受けている比率は五〇・八％でした。[7]

旧小慢患者の約半数は小児期に通常学校に在籍していたことから、特別支援学校が通常学級へ支援を行うセンター的機能を強化することにより、通常学校でも特別支援学校と同様のサービスを受けられるように配慮したいものです。その教育保障は、学校保健と病弱教育の両者をいかに連携し、機能させるかにかかっています。支援が必要な病児に関して、その担任一人に悩ませないで、校内支援や専門家チームからの支援、また医療関係者等の助けを借りながら、病児の教育を充実させることが望まれます。

学校生活時の問題として最も多かったのが体育授業でした。この傾向は、二十歳以降に就労しているか否かの状況とは無関係に認められました。特別支援学校の教育課程では、そこに在籍する児童生徒に対して、生活上の制限が多いことから、体育の一部を取り扱わないこととしています。例えば、小学四年生の体育の年間授業時数は、通常の九〇から三五に減らされています。通常学級でも同様の配慮が望まれます。

次いで多かった問題は、学校行事でした。学校行事を実施する際も、個々の病状に応じた配慮、また教科の進度に合わせて計画的に実施することが望まれます。

●就労の有無別、学校生活時の問題

学校生活時に問題がなかった、と回答した者の割合は、年収一二一万円以上の患者（表1）、および学生患者では三〇％前後（表2）であり、どちらかというと比較的高いものでした。学校生活時に問題が少なければ、就労して収入を得やすく、また進学しやすいものと考えられます。

しかし、病気で就労が無理と回答した者の中で「問題がなかった」との回答割合は一二・三％と低く（表3）、半数以上の者が、体育授業、学校行事のほか、学力、登下校時の問題をあげていました。児童生徒の生活に結びついた教育、自立活動に合わせた教育形態（日常生活の指導、遊びの指導、作業学習など）が望まれます。

［註］

・小児慢性特定疾患治療研究事業とは

子どもの慢性疾患のうち、小児がんなど特定の疾患については、治療期間が長く、医療費負担が高額となります。小児慢性特定疾患治療研究事業は、児童の健全育成を目的として、疾患の治療方法の確立と普及、患者家庭の医療費の負担軽減につながるよう、医療費の自己負担分を補助するものです。

十八歳未満（引き続き治療が必要であると認められる場合は、二十歳未満）の児童で、十一の疾患群（五一四疾患）が対象と定められています。

自己負担額については、所得の状況に応じて八つの階層の区分があります。

（厚生労働省ホームページ「小児慢性特定疾患治療研究事業の概要」より。

http://www.mhlw.go.jp/bunya/kodomo/boshi-hoken05/index.html）

＊補足

二〇一四年七月の小児慢性特定疾患児への支援の在り方に関する専門委員会で、小児慢性特定疾患医療支援の対象疾病の見直しが行われ、素案が提出されました。

・現行対象疾病：五一四疾病→五九八疾病　・新規対象疾病候補：一〇七疾病

これにより、対象疾病は七〇五疾患と拡大されます。二〇一五年一月の改正児童福祉法の施行から実施される予定です。詳細は、厚生労働省ホームページを参照ください。

http://www.mhlw.go.jp/stf/shingi/0000052239.html

［文献］

1）加藤忠明「近年の保健・医療の進歩と小児保健の課題」、『小児保健研究』67⑸、二〇〇

八年、七〇一―七〇五頁
2) 加藤忠明「小児の慢性疾患について」、『小児保健研究』63(5)、二〇〇四年、四八九―四九四頁
3) 加藤忠明「難病の子どもに対する一般社会の理解の必要性」、『和泉短期大学研究紀要』第24号、二〇〇三年、四七―五一頁
4) 厚生労働省雇用均等・児童家庭局母子保健課『「小児慢性特定疾患治療研究事業の今後のあり方と実施に関する検討会」報告書』、二〇〇二年
5) 武井修治・加藤忠明・原田正平ほか「小児慢性特定疾患患者の実態に関する研究」、平成十七年度厚生労働科学研究『「小児慢性特定疾患治療研究事業の登録・管理・評価・情報提供に関する研究」報告書（別冊）』、二〇〇六年、一―四九頁
6) 横田雅史「病弱児の教育」、全国病弱養護学校長会（編著）『病弱教育Q&A』ジアース教育新社、二〇〇一年、二二―一八六頁
7) 西牧謙吾「学校生活における慢性疾患の子どもの教育」、加藤忠明・西牧謙吾・原田正平（編著）『すぐに役立つ小児慢性疾患支援マニュアル　改訂版』東京書籍、二〇一二年、一一―一六頁

（加藤忠明）

Chapter One　慢性疾患をもつ子どもと学校

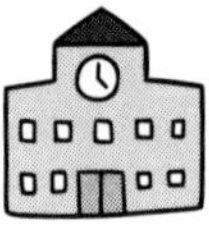

3 院内学級の子どもたちが教えてくれたこと

「院内学級」ってご存知でしょうか？

「院内学級」という名前は正式な名称ではありません。「（病弱・）身体虚弱の児童及び生徒のために設置された」特別支援学級の中で病院内に設置されたものの通称です。学校の中にある病弱・身体虚弱特別支援学級や病弱特別支援学校等の分教室として病院内に設置されている学級と区別されています。「病院の中にある学校・学級」という言い方もされています。

病気療養児の教育の意義（病弱・身体虚弱学級の役割）は、

○学習の遅れを補完し、学力を補償

○積極性、自主性、社会性の涵養
○心理的安定への寄与
○病気に対する自己管理能力
○治療上の効果等［教育の実施は、病気療養児の療養生活環境の質（ＱＯＬ）の向上に資するものである。］（文部科学省１９９４「病気療養児の教育について」）

とされています。

全国に一〇〇を超える病弱特別支援学校や一〇〇〇を超える病弱・身体虚弱特別支援学級があり、この役割に対し、様々な形で教育の保障を行っています（平成二十年度）。

例えば、平成二十三年度、ある都道府県では、表1のような形態で子どもたちは教育を受けることができます。しかし、一概に「病気」といってもいろいろな病気の併発や障害の重複がある場合もあります。なによりも、医療の進歩や厚生労働省の指導による入院の短期化が行われ、「病気を抱える子ども」と言われる児童生徒の多くが、小・中学校等に通っています。

平成二十五年三月に、「病気療養児に対する教育の充実について」という通知が出されました。文部科学省より約二十年ぶりに出された「病気療養児」の「教育」についての通知です。

表1●病気の子どもが受ける教育の形態（ある都道府県の場合）

病弱特別支援学校	宿舎	転籍・副籍
分教室	病院（固定） 教室あり	転籍・副籍 教育相談
訪問学級（肢体不自由特別支援学校訪問部）	病院、在宅 教室△	転籍・副籍
健康学園	宿舎	区内在籍
院内学級	病院（固定） 教室あり	転籍 教育相談

△：病院によっては訪問のために教室を用意していることもあります。

先述の通知「病気療養児の教育について」の前文には、「（病気療養児の教育については……）近年における児童生徒の病気の種類の変化、医学や医療技術の進歩に伴う治療法の変化等によりその必要性がますます高まっており、また、入院期間の短期化や入退院を繰り返す等の傾向に対応した教育の改善も求められているところです」という文言があります。

また、今回出された通知の前文にも、「近年、医療の進歩等による入院期間の短期化や、短期間での入退院を繰り返す者、退院後も引き続き治療や生活規制が必要なために小・中学校等への通学が困難な者への対応など、病弱・身体虚弱の幼児児童生徒で病院等に入院又は通院して治療を受けている者（以下「病気療養児」という。）を取り巻く環境は、大きく変化しています」という文言があります。二十年前の課題が今も続いていること、そして新たな課題があることも示唆されています。

「今後の病気療養児への指導等の在り方について、『病気療養児の教育について（平成六年十二月二十一日付文初特第２９４号）』（以下、「病気療養児の教育についての通知」という。）により提示した取組の徹底を図るとともに、特に留意いただきたい事項について……」とあるように、平成二十五年の通知は、平成六年の通知をさらに充実させるために出されたものです。

このように、「病気について配慮が必要な子どもは、様々なところにいる」こと、「病気を抱える子どもたちに対して、〝教育は、病気が治ってから受ければよいもの〟ではない」ことを考えていかなければならないでしょう。

子どもの発達を保障する

筆者は、昭和大学病院にある院内学級「さいかち学級」（品川区立清水台小学校病弱虚弱児教育特別支援学級）の担当として勤務しています。さいかち学級に見学に来てくれる方たち（子どもたちがいる時間は難しいので、放課後の時間ですが）からは、「考えていたものとは違いました」というお声をいただきます。また、入院中の児童生徒さんを通してかかわらせてもらった学校の教師の方たちも「院内学級って聞いたことはあるんですけど、こんなことをされているのですね。……ありがとうございました」というお声を多くいただきます。そのくらい、院内学級の実際はまだまだ世の中に知られていないのだ、ということを感じます。

このことは、決して見逃すことのできないことです。なぜなら、周りの大人が、院内学級の存在を知らず、どのような制度になっているかを知らなければ、その教育の場に子どもをつなげることができなくなるからです。それは、子どもたちの教育・発達の機会を奪うことになるからです。

いまでも、「病気やけがが治ってから……」「調子が良くなってから……」「元気になったら……」「また勉強をすればいいよ」「学校に来られるようになったら、取り戻そうね」という言葉が子どもたちにかけられるのです。

八年前、院内学級の担任として、病棟でも子どもたちとかかわらせていただきたいと、お願いをしにいきました。「この子に勉強を教えたいのです」と。そのとき、お医者さんからのお返事は、「今この子は治療が優先です。もう少し状態がよくなったら来てください」でした。筆者が「勉強」とお伝えしたことが、いけなかったのかもしれません。あるお父様から言われたことがあります。「（こんな重症の）この子が学習をして、どんな意味があるのですか？」と。

それでも、どうにか子どもたちに学びを、と思います。子どもたちにとって、「学ぶことは生きること」だからです。そこで、どうにか許可をいただく方法はないかと見つけた言葉が、「発達の保障」です。「子どもの発達を保障したいので、かかわらせてください」とお願いをしました。

「いきたいな」

小学一年生の女の子が、こんな詩を書いてくれました。

「いきたいな
しゅうぎょうしきもいけなくて
しぎょうしきもいけなくて
ちょっといや

ちゃんとはじめられなくて
ちょっといや
でもここならできる
」

このお子さんは、二学期の終わりに入院をしてきました。在籍校で終業式ができなかったため、冬休み中に退院をして三学期は始業式から学校に行きたい、と願っていました。しかし、三学期の始業式は院内学級で過ごすことになりました。始業式の後、その子が伝えてくれた言葉を詩にしてもらったのです。

「ちょっと……」と伝えてくれた彼女は、「ちょっと」というものではなく、本当にがっかりした表情でした。退院ができなかったこと、病状が回復しなかったことは、誰を責めることもできません。子どもは、「自分自身がだめだ」という考えをもちます。そんな子どもたちの自尊心を育むことが、大切な役割の一つであると考えています。

子どもたちにとって、「学ぶことは生きること」です。学びを保障する、学校は子どもたちの生活の大部分を占める場所です。入院をしている子どもたちにとっても変わりありません。

むしろ、病気を抱える子どもたちにとって、学校はより一層大切な場なのです。ですから、学びを保障することは必要だと感じます。

「院内学級ってどんなところですか？」

「いのちの教育として、子どもたちに院内学級のことを話してください」と、筆者が学校に招かれることが多くなってきました。小学校・中学校・高等学校・専門学校・大学と、様々です。「保護者の方や教員にも、お話を聞かせてください」と機会を作っていただけるようにもなってきました。病気を抱えた子どもたちやそのご家族の頑張りをお伝えできるのであれば、「お役にたてればよろこんで！」と思っています。

「いのちの授業」のときなどに、「院内学級ってどんなところですか？」と、小・中・高校生に尋ねられます。

「病院の中にある学校ですよ」

「入院をしている子どもたちが、お医者さんの許可を得て通ってきます」とお伝えします。

すると、「病気なのに勉強するの？」の質問。

「そうだよね。でもなぜか勉強がしたくなるみたいなんだよねぇ」と、お伝えします。

「〝病気を抱えた子ども〟って聞くと、どんなことを思いますか？」

子どもたちにこう尋ねると、子どもたちは、いろんな言葉を返してくれます。

「かわいそうだなぁ」「くるしいのかなぁ」「痛いのかなぁ」「いつ退院できるのだろう」「もしかして死んじゃうの？」「できれば、うつりたくないから……」と正直に話をしてくれます。

「手紙を書いてあげる」「治ったら遊んであげる」「手伝ってあげる」ということを伝えてくれる子どもたちもいます。どれも素敵だなと思います。ただ、ほとんどの子どもが、第三者なのだなぁと感じます。健康な自分はこちら側にいて、病気やけがを抱えた子どもたちが向こう側にいる。「相手の身になって考える」というのは本当に難しいことだなと思います。それでも、少しでも考えてくれたら、想像してくれたらと思うのです。

その中で、必ずお伝えしていることがあります。それは、
○視点・立ち位置を変えて見てほしい、
○想像をしてほしい、
この二点です。

そこで、筆者は、子どもたちが書いてくれた詩や伝えてくれた言葉を紹介しています。その

詩を読み、エピソードをお伝えすることで、想像する手助けになればと思うのです。

詩の学習を通して

「いのちの学習」で紹介をしている詩は、院内学級の学習で取り組んでいるものです。国語科の学習で、詩を書いてもらいます。

中川ひろたか氏の「へいわ」という詩があります。「あさおきて　おはようっていえるといい……そうだったらいい」という詩です。その詩を参考に、子どもたちに今、自分が望むことを「○○だったらいい」という形で書いてもらっています。

二〇〇七年の十四歳以下の子どもたちの在院日数の全国平均は九・四日です。ですので、学級で子どもたちとかかわれる日数も限られています。その中で、子どもたちに心の中を語ってもらえるようになるのは、なかなかのハードルの高さがあります。この人に自分の気持ちを伝えてよいのか……、みんなの目に触れても大丈夫なのか……。だからこそ、気持ちを表現するということの学習は、とても大切にしている一つです。

ある二年生の子が書いてくれました（図1）。

○すきなものがたべれるといい

　小児病棟では好きなものは自由に食べることはできません。食にこだわりのある子どもたちはとても多いのです。

○すきなあそびができるといい

　ポータブルゲームをしている子がいます。ただただゲームの世界に没頭しています。彼ら彼女らが一番苦手なものは「ひま」です。「ひま」が大嫌いです。時間があると、考えるからです。お家のこと、学校のこと、友だちのこと、勉強のこと、からだのこと、将来のことを。心の痛み、身体の痛みを忘れたいのです。ですから、好きな遊びをしているとは到底言えません。

○おかあさんとずっといられるといい

　面会の時間は決まっています。会いたいときに会えるというわけではありません。自分の体調が悪かった

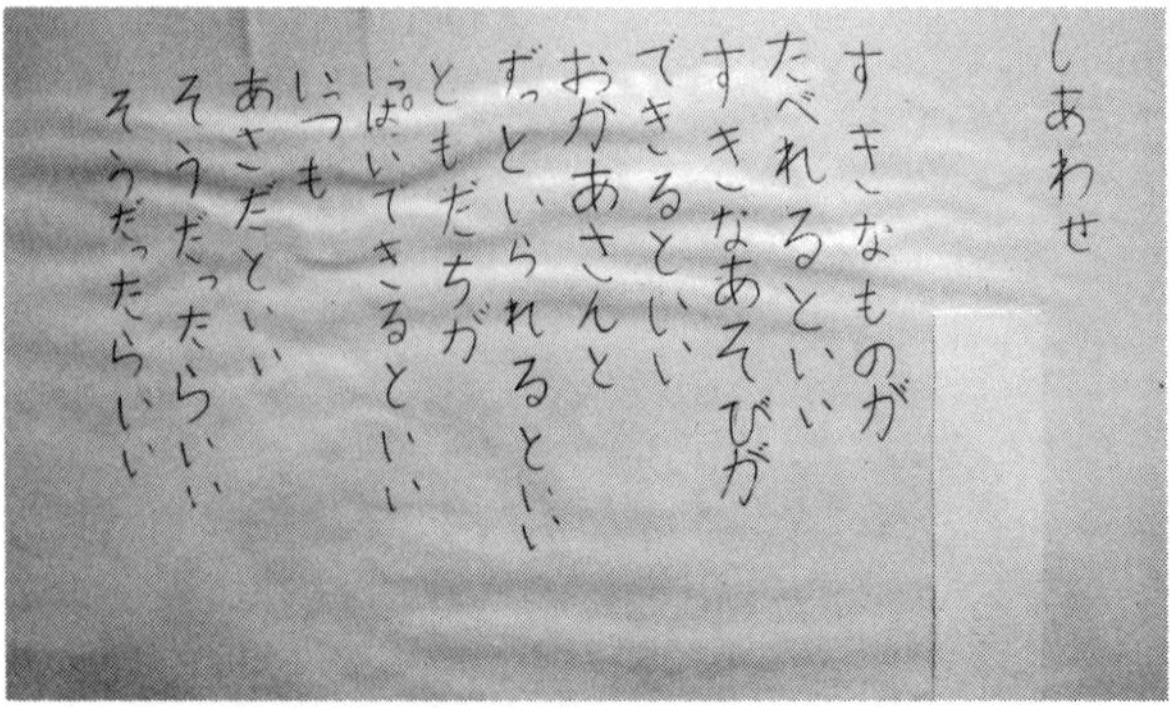
しあわせ
すきなものが
たべれるといい
すきなあそびが
できるといい
おかあさんと
ずっといられるといい
ともだちが
いっぱいできるといい
いつも
あさだといい
そうだったらいい
そうだったらいい

図１●２年生の子の作文「しあわせ」

り、痛みがあったり、そんなときにもそばにいてもらえるというわけではないのです。

○ともだちがいっぱいできるといい

たしかに病院の中でも友だちはできます。でも彼ら彼女らが会いたい、遊びたいと思っているのは、やはり学校の、クラスの友だちです。

○いっつもあさだといい

長い夜を独りで過ごすのは本当につらいのでしょう。〝早く朝になれ、夜なんて来なければいいのに〟そう思っているのかもしれません。

「詩に題名をつけてください」とお願いすると、「しあわせ」や「ふつう」とつける子どもが多いです。

感情の喪失

入院をしている子どもたちが喪失していくものの一つに、「感情」があります。

「だいじょうぶ。痛くないよ」

小学三年生の男の子がいました。彼は、１型糖尿病を抱えています。

彼は、自分の疾病のために毎日血糖値を計ります。指先に針を刺して血を採り、それを測定器にあてて数値を見るのですが、食事のたびに測定しなければいけないので、一日に五～六回指先に針を刺さなければなりません。数値が芳しくないと、自分で注射をして薬を入れなければなりません。多い日は何回自分に針を刺すことになるのでしょうか。

どんな痛みがあるのか、私もお医者さんに頼んで測定器を使わせてもらったことがあります。針が刺さる瞬間ももちろん痛いのですが、自分で刺すというのは普段の注射とは異なる感覚がありました。

ある日、測定のため針を刺す瞬間、彼が顔をしかめたため、私は「痛いねぇ」と言いました。すると彼は、「ううん。だいじょうぶ。痛くないよ」と伝えてくれました。

そうなのです。彼はこれから毎日この測定を行っていかなければなりません。退院をしてからもです。自分でできるようになるというのが、退院の一つの条件なのです。

それなのにその都度、〝痛い〟と思っていては、やっていられないでしょう。あれだけ身体を硬くして、顔をしかめているにもかかわらず、頭では〝痛くない〟と考えなければならないのです。

彼らはよく「だいじょうぶ」と言います。本当に大丈夫というよりも、おまじないの言葉のように使うことが多いように感じます。そうやって身体が感じていることを押し込め、感情を感じないようにしていくのです。子どもたちは、つらい、悲しい、頭にくる……そんな感情に蓋をしていきます。すると同時に、楽しい、嬉しい……という感情も感じなくなっていきます。それは、子どもたちの発達を大きくゆがめてしまうことにほかなりません。

肯定的な自己認知のために

図工の時間には、紙粘土でお弁当作りをします。

１００円ショップで買ってきたお弁当箱の中に、色を混ぜ込んだ紙粘土でおかずやご飯を作っていきます。「何が好き？」「今、何でも食べていいって言われたら、どんなものを食べたい？」「退院したら一番初めに食べたい物って何？」と言いながら、作っていくのです（図２）。

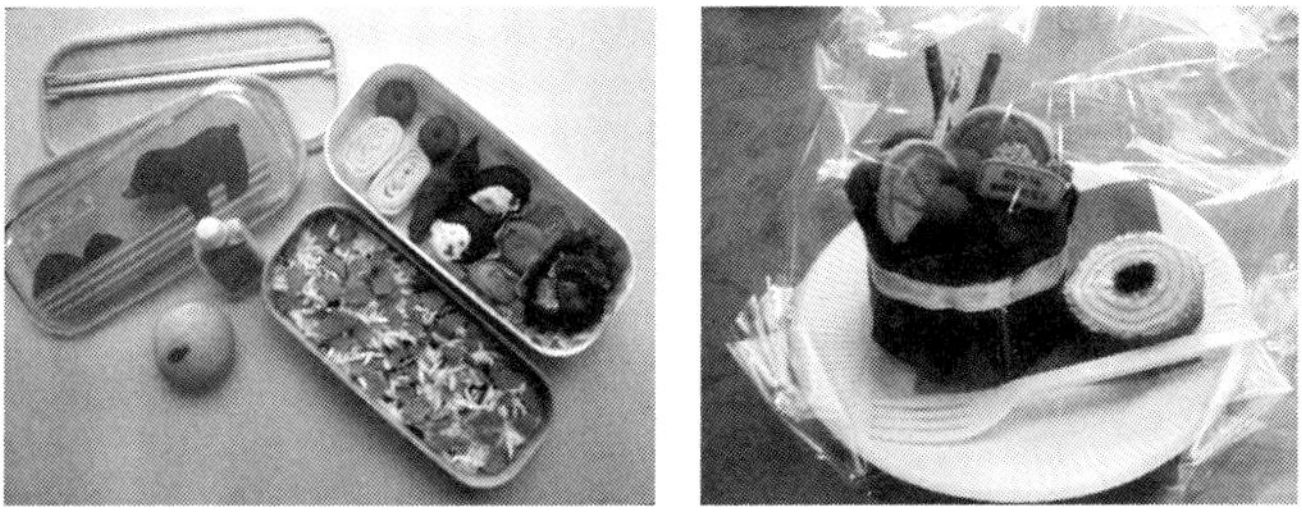

図２●紙粘土で作ったお弁当（左）とフェルトで作ったお菓子（右）。

表2●「さいかち10」と５つの視点

「さいかち10」

1．不安の軽減	2．感情の表出
3．選択の場	4．エネルギーの調整
5．コミュニケーション能力	6．呼吸
7．痛み（関係性）	8．自尊感情
9．目線と立ち位置	10．Doing の前に Being

＜5つの視点＞
○発達を支える。 生活の場。
○家族支援の視点をもつ。
○ケアする人のケア。
○教育のユニバーサルデザイン化
○ Vision　Mission　Reflection

出典：副島・山田（2009）

家庭科の時間に、フェルトでお菓子を作ったりもします。

疾病のためにできないことがあると、〝それに触れないように〟ということがよく言われます。しかし学級では、あえて、いやなこと、悲しいこと、悔しいことなどの気持ちを言葉にしたり、表現したりする、という活動を行っています。

これらの活動は、どれも「どんな感情も持っていていいんだよ」というメッセージを伝える活動です。感情に善し悪しはありません。どんな感情も持っていてよいはずです。もちろん、適切な伝え方を教えてあげる必要があります。それは大人の役目だと思います。

感情を感じないようにして生きている子どもたちが、「自分は自分のままでいい」「自分が好き」「自分はすてきだ」というような肯定的な自己認知をもてるはずがありません。「自分はだめだ」「自分は役に立たない」「自分は愛されない」という否定的な自己認知でいっぱいです。

私たち教師の仕事は、いろいろな活動の中で子どもたちの否定的な自己認知を少しでも肯定的なものに変えていくことだと思っています。そのために二〇〇九年、当時一緒に担任をしていた山田江里教諭と「『さいかち10』と5つの視点」というかかわりのポイントを考えました（表2）。学級では、これらのポイントに配慮をしながら、日々のかかわりを行っています。

大人たちの連携、そして医療と教育をつなぐ

このように、子どもたちの否定的な自己認知を、少しでも肯定的に変えていくために、院内学級では様々なかかわりや活動を行っています。しかし、このことは、院内学級の教室の中だけでやりきれることではありません。子どもたちにかかわる大人が、みんなで行っていく必要があると考えています。そのために、二つのことを考えています。

一つは、世の中に知っていただくことです。そしてもう一つは、病気やけがを抱える子どもたちにかかわる大人たちの連携です。

そして、医療と教育の間をつなぐことの大切さを日々感じています。

子どもたちの生活は、連続しています。入院前と入院中、退院後も子どもの発達は流れています。一方、病気の治療のためには、生活や発達の連続性から切り離して行う必要があるのだと思います。だからこそ、病院の中にその連続性を保障する人間がいることが大切なのだと思います。医療と教育をどのようにつなげていくとよいのか。多職種連携が大切であることはよくいわれます。しかし、実際に連携を行っていくことはそう簡単なことではありません。

一年目。病棟保育士さんと仲良くなりました。子どもたちと一緒に会っていただきました。病棟にとても入りやすくなりました。

二年目。看護師さんと仲良くなりました。筆者や院内学級のスタッフが会えない時間の子どもたちの様子を教えていただきました。保護者と会うときに、時間を伝えていただくなど、ご協力をいただいています。

三年目。お医者さんと仲良くなりました。カンファレンスやインフォームドコンセントに同席を認めていただけるようになり、治療の方針や退院の見通しを教えていただきました。

また、看護師長さんのご協力により、小児科以外の病棟にも顔を出せるようになりました。治療の専門性が進み、子どもたちが入院しているのは小児科の病棟だけではありません。脳外科や整形外科や形成外科、集中治療室にも子どもたちはいます。そんな子どもたちにもかかわらせてもらえるようになりました。

病院の中には、多くの方たちがいらっしゃいます。その方たちともつながることが子どもたちの発達を保障するためにとても大切なことだと感じています。もちろん、退院した子どもたちが戻る学校（地元校）との連携が大切なことは言うまでもありません。

子どもたち一人ひとりが、いつの日か、「あの経験があったから、今の自分がある」と思えるように、これからもかかわっていきたいと思っています。

（副島賢和）

［文献］

副島賢和「院内学級における通級児童の『感情表出』のための実践」、『児童心理』二〇一〇年四月号
副島賢和・山田江里「子どものこころとからだの健康をはぐくむ・教育の立場から」、『日本育療学』第十三回学術集会シンポジウム』、二〇〇九年
上野徳美・久田満（編）『医療現場のコミュニケーション』あいり出版、二〇〇八年

4　病気の子どもへの学級担任の関わり

教育の機会均等と、通常学級における担任の立場・役割

平成二十三年度文部科学省『学校保健統計調査』[1]では、疾病・異常の被罹患率が、アトピー性皮膚炎（小学校三・三〇％、中学校二・四二％）、心臓の疾病・異常（同〇・七四％、〇・八〇％）、喘息（同四・三四％、二・八三％）、腎臓疾患（同〇・一八％、〇・二一％）、その他の疾病・異常（同一・二八％、一・四一％）となっています。これらの数値からすると、相当数の病気をもつ児童生徒（＝子ども）が学校生活を送っていることになります。学校に在籍し学業に励みながら病気治療のために通院し、あるいは入退院を繰り返している子どもたちの姿が想像されます。

学校は、すべての子どもにとって学業の場であると同時に、学級や学校の同年齢、異年齢の

多くの子どもたちと遊び、切磋琢磨し、成長していく場＝人間形成の場でもあります。慢性疾患をもつ子ども（以下、病児）たちも分け隔てなく享受し、慢性疾患をもたない友達と同じように、楽しい学校生活を送ることができて、病気の治療も障害なく続けていくことができれば、教育の機会均等を実現し、すべての子どもに学びの機会を保障する使命をもつ学校としては、十分にその役割を果たすことができることになります。

その際学校は、学年ごとに学級を編成し、学級担任（以下、担任）をおき、担任を通じて教育目的の達成を図っています。その意味で担任は、同時に学校の代表もしているのです。そして子どもたちにとって学校生活とは、学級での生活が第一です。校長をはじめとした各部署の教職員は、学級を基本単位としたこの教育・学習の場が首尾よく機能するよう役割を果たしています。

担任は、日々直接子どもと接し、学級の子どものことを深く知り、毎日の顔色や様子を見てその体や心の状態を理解しようとします。病児も、その学級の一員として大切にされ、担任によく理解されて、必要な環境・条件が整えられるなら、病気をもたない他の級友と同じように楽しい学校生活を送っていくことができます。そのためには、何よりも担任の存在が要であり、病児にとって担任の深い理解と支援なしには学校生活はありえないのです。

●病児の学校生活のＱＯＬをいかに高めるか

一日の大半を占める学校生活を病気や障害を抱えた学齢期の子どもが心豊かに過ごす上で、周囲の様々な人や組織がどのように関わったらよいかについて、これまで通常の学校・学級と保護者に対して筆者自身、幾度か調査を行っています。学校現場では、養護教諭と学級担任について調査し、次に保護者への調査を行いました。これまでの調査結果から強調したいことは、病児の豊かな学校生活を保障する上で、子どもに関わる人や組織がそれぞれの立場と役割をよく理解・認識することが不可欠であり、その上で、家庭・学校・医療機関が連携協力していくことです。そしてこの三者間の連携の如何が、子どもの学校生活の良否を決定づける最重要な課題となります。

病児の立場から言えば、何よりも病児の生活実態が担任によく把握されていなければなりません。病気の種類によって彼らの生活は制約され、また、長期入院を余儀なくされる場合もあれば、入退院を短期に繰り返す、あるいは通院しながら学校生活を維持している場合もあります。そして、学校にいるときは病気の自己管理を図り、療養行動を自ら行わなくてはならないこともあり、学校内にはそのための好環境が整えられている必要があります。病児にとって、勉強と治療を両立させていくことは最低限の希望であり、課題でもあるのです。この点を学校と担任がよく理解し、必要な条件整備をして組織的に支援体制がとられているかが重要な基本テーマとなります。

学校生活の中では（小学校と中学校ではやや事情が異なるが）、病児と一番近い距離にいるのは担任です。とくに小学校では、大部分の教科別授業、学級の様々な活動、給食、掃除など、担任が直接子どもと関わる範囲は極めて広範囲なものとなります。その意味で、担任はいつも子どものそばにおり、子どもにとっては学校生活のキーパーソンの存在・立場にあるといえます。それゆえ、担任が子どもへの関わりをどのように考えているのか、ということは、子どもがＱＯＬ（生活の質）の高い学校生活を送れるかどうかを決定的に左右するのです。

●通常の学級に在籍する病児のＱＯＬを高める事例から

このような認識から、以前、通常学級に在籍する病児を受け持つ担任への面接調査を行いました。慢性疾患をもつ子どもへの担任の関わりについて、関わりの実態、独自の困難の有無、その体験、病児と疾患への理解、担任としての役割意識・自覚、そして現状で可能な支援、医療機関や学校内の教職員そして保護者に期待することなど、自由に話してもらい、その事例をもとに内容を検討しました。

以下にその内容[2)3)]も紹介しながら、通常の学級に在籍する病児がQOLの高い学校生活をおくるための担任の関わりについて述べてみたいと思います。

なおここでは、病児を「小児慢性特定疾患治療研究事業の対象疾患」（二二頁参照）の子どもだけでなく、肥満や食物アレルギー、アトピー性皮膚炎なども含め、学校で個別的配慮が必要な子どもすべてととらえています。これらすべての子どもの正確な人数を把握することは困難ですが、学校保健統計に示された疾病・異常の罹患率から算出された人数より多くの病児が実際には通常の学級に在籍していると推測されます。

調査結果では、多くの担任は病児に対して声かけをし、子どもの気持ちを聞きだし、精神的な支えになるなど、子どもとの直接の関わりを大切にしていました。

取り組みの進んだ学校の事例によると、次のような取り組みが行われていました。

身体的ハンディのある子どもに対しては、学年はじめの学級編成時に子どもが移動しやすいように教室の階や位置を配慮し、自力で毎日教科書を家庭に持ち帰ることができない子どもには、専用に教室内に教科書を置くスペースを設置し、また、スロープを設置するための努力を行うなど、子どもにとって最善の環境を整備する準備を積極的に行っていました。

また、病児が学級の仲間に理解され、また周囲の友達が病児の理解を深め、病児が学校生活の中でいじめや差別を受けず、可能なかぎり普通の生活ができるように努力をしていました。さらに、社会には病気や障害をもった人が存在すること、病気や障害をもっていることもその人の個性であり、いろいろな人々が集まって社会が構成されていることを日常教育の中で学ぶ努力が行われていました。一人ひとりの子どもの人権を尊重した教育の実践を行っていたのです。

病児にとってＱＯＬの高い学校生活へつなげていくには、やはり担任一人の力では限界があり、周囲の理解と協力が欠かせません。そして担任の努力が実を結ぶには、保護者、医療機関など病児に関わる人々や関係機関との連携も不可欠となります。

病児支援と担任の役割から――担任への調査結果から

私が実際に行った調査では、病児への関わりで担任が困難に感じる場合と、困難に感じない場合が見られ、その数はほぼ同数でした。

●担任が困難さを感じる場合

病児への関わりで担任が困難を感じる場合では、四つのパターンが見られました。

①担任が病気そのものを理解することが困難であること、

②病気による学校生活上の制限（遠足、運動会など学校行事への参加）への判断・対応が難しいこと、

③病気に対する保護者の理解が不足していること、

④子どもや学校との連絡などで保護者が協力的でないこと。

さらに、困難な状況を打開する努力が行われたものと、行われなかった事例がありました。まず、前者の事例を挙げましょう。

・事例①　重度の肥満の子ども

担任は、小学一年生で肥満の女児を受けもっていたが、当初、病気についての保護者の理解があまりなく、学校への態度も非協力的であった。女児は三歳児健診で肥満を指摘されていたが、保護者は放置したままで、小学校に入学し定期健康診断で学校医から重度の肥満と診断されることになった。

学校では、担任が中心となり管理職、学校医も保護者へ積極的に働きかけ、その結果ようやく医療機関を受診した。担任は子どもに対して食事準備時には盛り付けを少なくし、食事のときはよく噛んで食べるよう指導した。保護者に対しては、学校での子どもの様子を連絡帳や電話で伝えた。他職種からも、担任とは別の立場で保護者への働きかけをした。養護教諭は、子どもの様子を観察し体重を一日一回測定し、保護者にも体重測定結果をもとに保健の立場から助言をした。また栄養士は、食生活の見直しを含めた食事指導を母親に行った。

その結果、保護者は次第に子どもに関心を示すようになり、協力的になった。そして、受診の度に主治医から受けた説明を担任に電話で知らせてくるようになった。

この事例が示すのは、担任を核とする校内の連携プレーによる教師たちの熱意が保護者の心を動かしたものと言えます。

・事例②　ネフローゼ症候群の子ども

次のような事例もあります。

ある中学の担任は、ネフローゼ症候群の子どもを受けもっていた。長期にステロイド剤を服用している子どもの場合、骨がもろくなり骨折しやすくなる副作用があるため、担任は学校生活でその生徒への安全について普段から非常に気を遣っていた。担任は、ステロイド剤の副作用について自らしっかりと勉強もし、行事などで一斉に大勢の生徒が移動して教室に戻るときなど、人の波に押されて転倒して骨折をしないかとよく心配していた。保護者とは双方向に連絡を取って情報交換を行い、学校内では養護教諭や同学年の先生、管理職とも連携し、子どもの安全を図る様々な対策も講じてきた。

この担任の心配はいまも消えないが、幸い事故も起きていないと喜んでいた。

・事例③　担任と保護者の関係

逆に担任が努力を怠り問題が残る事例もあります。

ある担任は、保護者との懇談で子どもの病気について説明は受けていたが、そのときもその後も保護者の説明に疑問や理解できないことがあっても、踏み込んで保護者に接近しようとはしなかった。

このケースでは、一見保護者と担任が連絡をとっているようでも、不明なことを担任が理解する努力をせずに、放置したままで子どもの理解を深めようとしないことから、病児の改善には結びつかなかった。

成功事例・解決事例では、いずれも問題解決に向けて担任がよく理解し努力して、自ら調べたり保護者や他職種へ積極的なアプローチを行ったりしています。それが契機となって、学校内での協力体制が築かれ、事態改善へとつながるといえます。

●担任が困難さを感じない場合

担任が病児に関わる際、困難を感じないケースもありました。どんな場合でしょうか。次の五つのケースが見られました。

①担任からのアプローチに保護者が応えているとき、
②子どもの病気の症状が落ち着いていて、子ども自身が自己管理できているとき、
③疾患と子どもの状態に関する情報が足りているとき、
④周囲が協力的であるとき、
⑤（見逃せない否定的要素として）担任自身の子どもへの関心が希薄であるとき。

最後の点について二つの事例を紹介します。

・事例④　アトピー性皮膚炎の子ども〈１〉

かなりひどいアトピー性皮膚炎の子どもを受けもっていた担任は、子どもの手足の皮膚症状がひどいのを見て可哀想だとは感じていたが、一度も保護者に連絡もとらず子どもにも様子を聞くこともなかった。

・事例⑤　アトピー性皮膚炎の子ども〈２〉

アトピー性皮膚炎の子どもを受けもつ別の担任は、保護者から子どもの病名についての報告を受けていたが、実際に子どものアトピーの状態（どこの部位に皮疹があるのか、痒がっていないかなど）や子どもの様子を全く把握していなかった。

このように、担任が困難を感じていないということは、必ずしも病児が良好な状態で学校生活を送っていることを意味するわけではありません。病児に対する担任の無関心は（当然担任は、自分自身でも困難を感じることもないのですが）、病児が身体的にも精神的にも辛い思いをしている事実を見逃している可能性も考えられます。

したがって、まずは担任が子どもに関心をもつ、目を向ける、気にかける、意識する……といったことが、子どもの支援に向けての連携がスタートする第一歩であると考えます。そのことによって初めて、学校全体として、病児へのきちんとした対処の重要性を再認識し、病児にも、そうでない子どもにも共に居心地よい学校生活を送ることができる環境を整えていくことにつながるのです。

担任が病児に積極的に関わるために

以上の事例から、どのようなことが理解できるでしょうか。

まず、担任が日常的に病児に対して、常に気にかけ、注意深く見守り、場面によっては警戒心を持って対処するなどの努力を行い、安全な学校生活の確保に向けた気配りや気遣いをしていることが（担任がこのような認識に立っていることが）、病児を抱える学校の基本的なあり方だと言ってよいでしょう。

それでは、担任が病児に関心を向けるようにするにはどうしたらよいでしょうか。そのためには、保護者の力もまた必要になります。以前、保護者に行った調査[4)]では、病児をもつ小・中学生の保護者の大部分は、学校生活に関する情報を強く求めていました。子どもが学校でどのような生活を送っているか、困っていることはないか、いじめられていないか、辛いことはないか……など、子どもの実情について保護者が学校から聞きたいと思う気持ちが伝わってくる調査結果でした。

担任が子どもに関心を向け、それが子どもへの積極的な関わりへとつながるためには、やはり、保護者がわが子のことを心配する気持ちを強くもち、子どもの幸せのために学校に対して積極的に働きかけをすることが不可欠といえます。保護者からの積極的なアプローチが担任の意識を変え、担任もまた子どもや保護者のことを気にかけるようになると考えられます。

学校、家庭（保護者）、医療機関の連携と協力

また、医療機関の役割も極めて重要です。保護者や学校に対して、医療の専門家としての適切な指導・助言は医療機関が担う以外にはありません。その適切な指導と助言に沿って、家庭や学校現場は動いていくからです。さらに、地域における連携と協力の体制構築もまた重要です。

担任をはじめ、保護者も医療者も子どもの学校生活を支える担い手であるという自覚とともに

に、子どものＱＯＬの高い学校生活を保障していく上で、日常的に関係者と連携協力していくことが求められます。地域の保健所なども独自な役割を持っているので、支援と協力が期待されます。

●「学校生活管理指導表」のさらなる活用を

医療者から助言を受けた子どもや保護者が学校に情報提供することで、保護者と学校の連携が始まり、助言をした医療機関を含め三者が協働で子どもの学校生活について前向きに考えていくことができます。学校では担任のほかに、養護教諭も子どもの学校生活の安全管理に大きな力を発揮します。学校に在籍する病児について、主に養護教諭から担任を経由して「学校生活管理指導表」が（子どもから）保護者に渡され、それを医療機関に持参し、主治医が必要事項を記入します。記載された学校生活管理指導表をもとに、学校の様々な場面での教育活動が個別に配慮されながら動いていくことになります。

平成二十年度からは学齢期の子どもの罹患率の高いアレルギー疾患に特化した「学校生活管理指導表」（二二一頁参照）が作成され、アレルギー疾患（喘息、アトピー性皮膚炎、アレルギー性結膜炎、食物アレルギー・アナフィラキシー、アレルギー性鼻炎）について、「病型・治療」「学校生活上の留意点」「緊急時連絡先（保護者・連絡医療機関）」「医療機関や医師名」などを明記するようになりました。

アレルギー疾患の子どもは、先の事例からも、あまりＱＯＬの高い学校生活を送っているとはいえず、この表が保護者、医療機関、学校の三者間で上手く活用され機能すれば、子どもの学校生活もかなり改善されることが期待できます。しかし、平成二十一（二〇〇九）年の『子ども白書』によると、実際にはまだ学校現場や地域においてこの表が十分に理解され知られていない状況も見られました。[5] その後、この表の普及の実態を確認するには至っていませんが、「アレルギー疾患の対応と学校生活管理指導表」をテーマにした座談会での養護教諭の発言[6]などを見ますと、保護者等への普及に向けた工夫や、学校独自の取り組み例を見ることもできます。今後、全国の学校でこの表のさらなる普及と活用が望まれます。

病児への担任の関わりを考えるとき、子どもの近くにいる存在としての担任の役割は特に重要です。しかし、担任一人で諸課題に対処するには限界があります。ですから、子どもに関係する人々と組織が一丸となって、子どものＱＯＬの高い学校生活に向けて力を合わせていくことがとても重要です。様々な状況にある子どもに対して、個別に適切な関わりをしていくには、担任をはじめ保護者も医療者も子どもの学校生活を支える担い手であるという自覚とともに、子どものＱＯＬの高い学校生活を保障していく上では、日常的に関係者がお互いに連携協力し合っていくことが重要であることをあらためて感じます。

また、学校内での養護教諭や他の教員スタッフとの関係の構築など、学級担任が果たす独自の役割も大きいものがありますので、今後の一層の前進を期待しています。

特別支援教育コーディネーターへの期待

平成十九年四月より、障害をもった子どもの自立と社会参加の取り組みを支援する「特別支援教育」が学校教育法の下に位置づけられ、これまでの特殊教育対象の障害だけでなく、発達障害を含めて、特別な支援を必要とする幼児児童生徒が在籍するすべての学校において実施されることとなりました[7]。このことから、通常学級でも「特別支援教育コーディネーター」が配置されるなど、調査時と比べ一人ひとりの子どもによりきめ細かい配慮が行われ、慢性疾患をもつ子どもにとってより条件が整えられることになりました。

この特別支援教育の実態把握は今後の独自な大きなテーマとなると思われますが、今言えることは、コーディネーターの配置が学校の慢性疾患をもつ子どもたちの支援体制において大きな前進であるとはいえ、学級担任や養護教諭の役割がそれによって低下することになってはなりませんし、支援体制を実質上も大きく前進させるものでなくてはならない、という気持ちを強くしています。

〔文献・資料〕

1)文部科学省「国民衛生の動向」、『平成二十三年度学校保健統計調査』二〇一二/二〇一三年、四四七―四四九頁
2)吉川一枝「通常の学級に在籍する慢性疾患患児への学級担任教師の関わり――関わりにおける困難感の有無に焦点をあてて」、『日本小児看護学会誌』第十二巻第一号、二〇〇三年、六四―七〇頁
3)吉川一枝「通常の学級に在籍する慢性疾患患児への学級担任の関わり――学校生活を支援する担任の役割と課題」、『岐阜医療科学大学紀要』第一号、二〇〇七年、六一―六六頁
4)吉川一枝「慢性的な病気をもつ小・中学生の保護者への調査――病気に関連した情報把握と情報伝達」、『小児保健研究』第六十八巻三号、二〇〇九年、三七四―三七九頁
5)衞藤隆「学校におけるアレルギー疾患のための生活管理指導表」、『子ども白書』二〇〇九年、一一二―一一三頁

6）学校保健第6回テーマ「アレルギー疾患の対応と学校生活管理指導表」
http://www.gakkohoken.jp/modules/special/index.php?content_id=109-113
7）文部科学省「特別支援教育の推進について（通知）」
http://www.mext.go.jp/b_menu/hakusho/nc/07050101.htm より。

（吉川一枝）

5 慢性疾患をもつ子どもへの自己管理支援

慢性疾患とは、急性疾患に比べ、概して症候が急激・重篤ではなく、長期の経過をたどる疾患の総称です。その特徴は、非可逆的な病理変化に起因し、長期の管理・観察・ケアが必要なことです。慢性疾患には内部障害や小児慢性特定疾患も含まれます。

ここでは、慢性疾患をもつ子どもの自己管理支援について述べます。なお、「自己管理」とほぼ同じ意味で「セルフケア」という言葉を使いますが、これは、自分で生活管理や健康管理を行うことをいいます。

内部障害と小児慢性特定疾患

「内部障害」とは、身体障害者福祉法に定める心臓機能障害、腎臓機能障害、呼吸器機能障害、膀胱または直腸の機能障害、小腸機能障害、ヒト免疫不全ウイルスによる免疫機能障害、肝臓機能障害の七つの種類をいいます。実際には上記の疾患以外にも、内臓の疾患による機能障害が永続していて、社会生活あるいは家庭生活、さらに重症になれば日常生活に著しい制限をきたしている場合があり、頻度的に人数は少ないのですが、不治で慢性経過をとる多くの疾患を今後は内部障害の対象範囲として広げていくべきです。

「小児慢性特定疾患」とは、医療費（自己負担分）が公費負担される疾患のことです。悪性新生物（白血病、脳腫瘍、神経芽腫等）、慢性腎疾患（ネフローゼ症候群、水腎症等）、慢性呼吸器疾患（気管支喘息、気管支拡張症等）、慢性心疾患（心室中隔欠損症、心房中隔欠損症等）、内分泌疾患（成長ホルモン分泌不全性低身長症等）、膠原病（若年性関節リウマチ、川崎病等）、糖尿病（1型糖尿病、2型糖尿病、その他の糖尿病）、先天性代謝異常（糖原病、ウィルソン病等）、血友病等血液・免疫疾患（血友病A、好中球減少症等）、神経・筋疾患（ウエスト症候群、無痛無汗症等）、慢性消化器疾患（胆道閉鎖症、先天性胆道拡張症等）など一一疾患群（五一四疾患）が対象です。

慢性疾患をもつ子どもは、自分の病気に対して長期の自己管理を余儀なくされます。そのための技能を獲得するために特別な教育を要する場合もあります。疾患や病状によっては、食事制限、行動制限の内容も異なり、個々に心の問題への対応も異なってきます。また、発達段階も踏まえ支援していく必要があります。

発達段階を踏まえた支援が大切です

自己管理のための能力が発達する過程において、丸[1]は、①疾患やセルフケアに対する子どもの受け止め方を確認しながら支援すること、②否定的・拒否的な感情を和らげること、③本人の発達や能力に見合った病気や障害の理解や技能を身につける目標設定をし、指導・支援すること、が大切であると述べています。

●学童期前期

この時期は抽象的な思考が未発達であり、体内の臓器の働きなどの理解が十分ではありません。発達段階の思考・認知能力に合わせて身体の内部の働きを工場や機械などの仕組みにたとえたり、アニメのキャラクターなど親しみやすいものによって説明したりするような工夫が必要になります。

あとで紹介するデジタル絵本「ココロココ」は、このような具体的な自己管理支援のために開発された、病気の子どもを応援するコンテンツです。入院等療養生活を余儀なくされている子どもの場合には、医療処置などの体験や、本人の自覚症状にそって具体的に病気への対処の方法を説明し、セルフケアの効果を体験的に評価することができます。

●学童期後期

この時期は、競争心や、他者から認められたいという承認欲求が強く、また逆にこれらが満たされないと劣等感をもちやすいなど、社会性が著しく発達する時期です。友人との競争や比較において、また他者から誉められ認められる体験を積み重ねることによって劣等感を克服し、勤勉性を身につけていきます。ですから、多くの友達と集団で遊ぶこと、友達と同じことをすることが何よりも重要な時期でもあります。この時期は、自己の行動を客観視し、過去の体験からこれから起きる状況を予測する思考能力も発達します。

この時期の子どもたちは、肺や腎臓の働きなど、目に見えない体内の臓器の仕組みを理解することができるようになります。自分の病気や障害の知識を基盤としてセルフケアの力を育てていく必要があります。学童後期の子どもたちは、喘息発作や病気の再発などが精神的なストレスによっても起きることなども実感し、アレルゲン（アレルギーの要因となるもの）などの外的要因のみならず内的要因（心的要因）もセルフケアにとって重要であることを理解できるよう、支援を行います。

例えば、病気のために体育などの授業に参加できなくなり、その体験は、「皆と違う」「できない」「恥ずかしい」といった否定的な感情を抱きやすいため、このような体験をしたときは子どもの情緒面にも注目し、病気や自分のセルフケア能力に対する否定的な感情を和らげる努力が必要となります。

「何事も自分の力でできるようになる」という感覚をもつことが、主体性や自律性の発達に不可欠です。障害のある子どもや慢性疾患をもつ子どもの場合は、このような自己コントロール感を体験的に獲得する機会が少なくなりがちです。自分自身が納得できないまま自分の身体や生活を医師や看護師によって左右される体験が続くと、子どもは依存的で無気力となることがあります。どのようなことでも必ず理由や手順などを子どもに説明し、本人が納得してから自ら行えるように支援する姿勢が重要です。

●思春期

この時期は、身体の変化とともに内面の成長も著しい時期です。しかしそれらの成長の個人差が大きく、認知面の発達とセルフケアの実行能力は必ずしも比例しません。それどころか疾病理解も十分であり、セルフケアの技術も持ち合わせているにもかかわらず、病気体験や治療への不信感からセルフケアが自己流になってしまうこともあります。さらに、病気に対する嫌悪感や、友達づきあいに支障が生じるといった理由から、拒薬・怠薬などの治療拒否に陥ることも少なくありません。

思春期は、アドヒアランスを維持することが課題となります。治療処方に対するアドヒアランスとは、患者が積極的に治療方針の決定に参加し、その決定に従って能動的に治療を受けることを意味します。一方、医療におけるコンプライアンスとは、医師や薬剤師などから指示された治療法を、患者が指示通りにきちんと守って実行することですが、治療に対しては受け身的になる場合もあります。したがって、アドヒアランスを向上するための医療者、保護者、教育者の連携が大切です。

これらの発達段階を踏まえ、表1に示したように①病気の理解、②健康状態の維持・改善等に必要な生活様式の理解、③健康状態の維持・改善等に必要な生活習慣の確立、④健康状態の維持・改善のための身体活動の習得が必要になってきます。

表1●病気の理解、生活様式の理解、生活習慣の形成等に関する内容

①自己の病気の状態の理解 人体の構造と機能の知識・理解、病状や治療法等に関する知識・理解、感染防止や健康管理に関する知識・理解
②健康状態の維持・改善等に必要な生活様式の理解 安静・静養、栄養・食事制限、運動量の制限等に関する知識・理解
③健康状態の維持・改善等に必要な生活習慣の確立 食事、安静、運動、清潔、服薬等の生活習慣の形成および定着化
④諸活動による健康状態の維持・改善 各種の身体活動による健康状態の維持・改善等

心理社会的な支援

●ソーシャル・サポート

慢性疾患の治療は長期に及び、子ども自身や家族がその管理の多くを担うことになります。病気の子どもに対しては、様々な喪失体験や病気の悪化などからくる不安を可能な限り軽減し、子ども自身が自らの活動性を高め、主体的に社会生活を営むようになるための支援が必要です。そのためには、家族、友人、医療者などの患者の周辺にいる様々な人々からの精神的、社会的な支え、すなわち、ソーシャル・サポートが重要です。

ソーシャル・サポートとは、他者から得られる様々な形態の援助をいいます。子どもが困難な状況に直面したときに、慰めや励ましを受けたり（情緒的サポート）、問題解決するための実際的な手助けを受けたり（実体的サポート）、問題解決のために役立つ情報を提供してもらったり（情報的サポート）することは、病気対処行動の促進や維持の原動力になります。

例えば、ソーシャル・サポートを高める社会的資源として同じ疾患を抱えた人同士が集まり、苦しみを分かち合ったり、問題解決のために助け合ったりするセルフ・ヘルプ・グループがあげられます。また、当事者の家族のグループなどもあり、これらへの参加は本人や家族にとって大きな力となります。また、身体障害者手帳の申請を勧めることや、社会的資源を積極的に活用するための支援を行うことも重要です。

●客観的な指標の活用

村上[2)]は、気管支喘息児における呼吸機能の客観的測定値と主観的症状についての研究を行っています。継続的に測定したピークフロー（最大呼気流量）値と身体状況に関する子どもたちの主観的な報告とを比較検討し、測定値の上では異常でも、主観的には異常を認知できない水準のグレーゾーンがあることを指摘しています。その上で自己管理能力とは、症状に応じて適切な対処行動を選択し遂行する能力であり、主観的症状と対応させて客観的な指標を活用することが自己管理能力を獲得させる教育的な働きかけや援助として効果的であるとしています。

●自己効力感を高める

健康行動の育成をめざし、自己管理能力を高めるためには、ソーシャル・サポートにより精神的な不安定さを支えることが前提であることはいうまでもありません。さらに、症状に応じて適切な対処行動を選択遂行するには、病気の知識・理解、生活様式の理解、技能の習得、そしてライフスタイルを修正し、新しい生活習慣を身につけ、それらを継続していくため、自尊感情や自己効力感を高めていくことが重要な課題となります。

病気の子どもを対象にした武田らの研究[3)]によれば、自己効力感[註1)]の高い者は、認知的評価においてコントロール可能感が高く、対処行動においても問題を解決しようと積極的に対処する傾向がみられ、ストレス反応も低かったことを報告しています。一方、自己効力感の低い者は、あきらめの認知的評価がみられました。コントロール不能感を持ちやすく、対処行動においても逃避行動等の消極的な行動が多くみられ、ストレス反応も高かったのです。また、自己効力感を高くもっている者のほうが主観的健康統制感[註2)]において内的統制傾向が強くなることが明らかにされました。主観的健康統制感において内的統制傾向が強いほうが自己管理しやすい認知特性であるといわれています。

健康状態を維持・改善していくためには、病気を理解し、それに合わせた生活習慣を形成していく必要があります。しかし、一度生活習慣を確立しても、また元の生活習慣に逆戻りをしてしまう場合があります。Marlatt[4]らの逆戻り防止理論というものがありますが、そこでも行動変容の過程で自己効力感が高まることは有効であるとしています。

Bandura[5]は、自己効力は、自然発生的に生じてくるのではなく、遂行行動の達成、代理的経験、言語的説得、生理的・情動的状態の四つの情報を通じて高まるものであるとしています。遂行行動の達成とは、自分で行動し、達成できたという成功経験の累積をしていくことを意味します。またBanduraは、遂行行動の達成が最も自己効力感を高める情報であると述べています。代理的経験とは、自分と同じ状況で、同じ目標をもっている人の成功体験や問題解決方法を学ぶことです。言語的説得とは、専門性に優れ、魅力的な人から励まされたり、ほめられたりし、きちんと評価されることです。生理的・情動的状態とは、課題を遂行したとき、生理的・心理的に良好な反応が起こり、それを自覚することです。Banduraは、上述した四つの情報を統合することが重要であるとしています。ですから、学齢児にとっては、自己効力感を高めるためにも学校教育が重要となります。

病気の子どもとその周りの人々のためのデジタル絵本

通称「ココロココ」（病気の子どもとその周りの人々のためのデジタル絵本。研究開発代表者：武田鉄郎）は、文部科学省教育用コンテンツ開発事業で開発されました（図1）。ココロココは、心のふれあいが大切であり、お互いに思いやる心をイメージして、つけられた名称です。インターネットで無料で誰でも見ることができるデジタル絵本です。対象は、病気の子どもとその家族、クラスメートや教師など病気の子どもを取り巻く人々です。

内容は、白血病、喘息、腎炎、心身症の四疾病に関して、次の三つのシーン別に構成されています。①健康な体の仕組みと病気の体の仕組みについて、②病気の子どもの生活の紹介（治療方法・療養生活、病院の中の学校、もとの学校に戻る時、家での過ごし方など患児に関すること）について、③友人や教師、家族など周囲の人に知ってほしいこと（病気の理解、プライバシーの問題、入院中の生活、学習に関すること、副作用、心の問題など）について、です。内容は、アニメーションを用い、キャラクターの対話でミクロの世界に入り込む等の楽しいストーリー展開の教材コンテンツを作成、提供しましたので、ぜひご活用ください。

©文部科学省

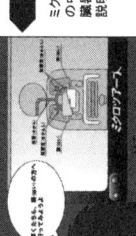

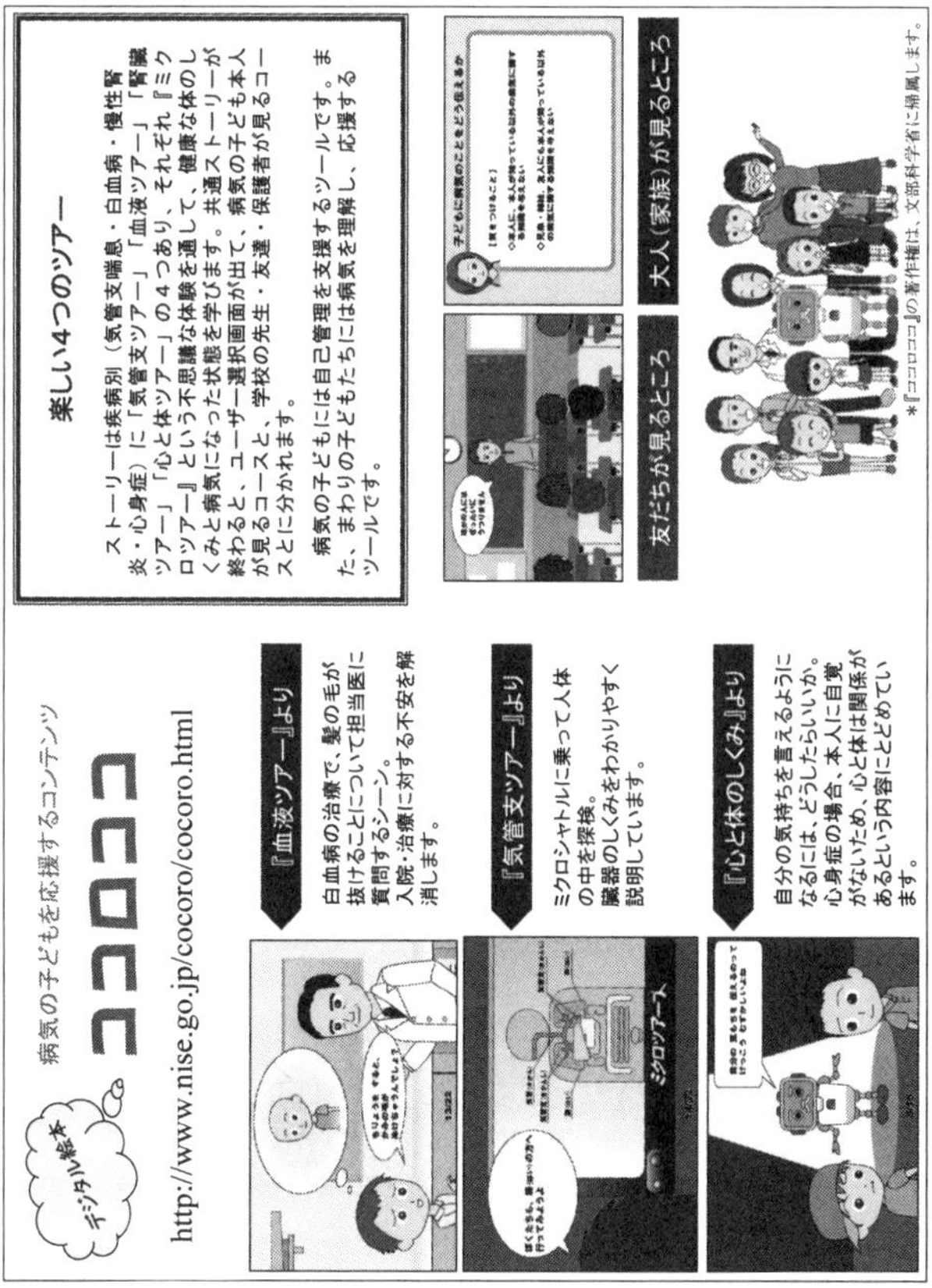

図1●デジタル絵本「ココロココ」(http://www.nise.go.jp/cocoro/cocoro.html)

＊「ココロココ」のアドレス　http://www.nise.go.jp/cocoro/cocoro.html

［註］

1)自己効力感とは、ある行動を起こす前にその個人が感じる遂行可能感をいう。

2)主観的健康統制感（Health Locus of Control）とは、健康を維持していこうとするとき、「自己の努力のある・なし」によることが大きいと考える傾向が強いか、「運」や「親や医療関係者など」の自己に外在するものから得られると考える傾向が強いか、というような健康に対する統制の位置を評価するものである。例えば、「あなたは健康のためにとる行動が実際に効果があると思いますか？」や「あなたは努力によって健康を維持できると思いますか？」という質問に対して、「効果がある」「維持できる」という意識が高い場合、内的統制傾向が高いという。内的統制傾向の高い者は、健康を自己の努力によって得られると認知していると評価される。反対に、外的統制傾向の高い者は、医療関係者や薬または運などの自己に外在するものによって健康が維持できると認知する傾向がある。内的統制傾向の高い者ほど自己管理しやすいタイプであるといわれている。

［文献］

1)丸光惠「慢性疾患の子どものセルフケアの課題」、武田鉄郎（編）『慢性疾患児の自己管理支援に関する研究』国立特殊教育総合研究所病弱教育研究部、二〇〇四年、一二―二

〇頁
2）村上由則『慢性疾患児の病状変動と自己管理に関する研究』風間書房、一九九七年
3）武田鉄郎『慢性疾患児の自己管理支援のための教育的対応に関する研究』大月書店、二〇〇六年
4）Marlatt, G. A. & Gordon, G. R. *Relapse Prevention.* New York, Guilford Press, 1985.
5）Bandura, A. *Self-efficacy The Exercise of Control*, Freeman, 1997.

（武田鉄郎）

第2章

疾患ごとの配慮事項と、学校・家庭での留意点

Chapter Two

疾患ごとの配慮事項と、学校・家庭での留意点

1　慢性腎疾患の子どもの学校生活

慢性腎疾患とは

子どもの慢性腎疾患は、先天性腎尿路形成異常、ネフローゼ症候群、慢性糸球体腎炎、尿細管機能異常症などのその他の疾患群、の四つに大別されます。

これらの疾患群の中には、病気が進行することにより腎機能が廃絶して末期腎不全となるものがあります。

●先天性腎尿路形成異常

先天性腎尿路形成異常とは、生まれつき腎臓、尿管、膀胱、尿道などの腎尿路の機能形態学

的異常があるために腎盂《じんう》腎炎などの尿路感染症を繰り返して腎臓を障害、あるいはもともと機能が未熟であるところに体の成長に従い腎機能障害が進行し、最終的には小児期に高血圧や末期腎不全を呈する疾患です。

腎低形成・無形性や、嚢胞性腎疾患などの腎尿路の形態学的異常は、胎児期に画像検査によって診断される症例が増えています。形態学的異常がないにもかかわらず膀胱尿管逆流などの機能異常は、腎盂腎炎を発症することを契機に乳幼児期になって診断されます。ネフロン癆《ろう》（かつては「若年性ネフロン癆」と呼ばれていました）などの先天性腎尿路異常症では、網膜色素変性による視力障害、小脳形成障害による運動機能障害、腎機能障害に起因する低身長など、腎尿路以外のさまざまな臓器の先天性の異常や全身への影響がみられることも特徴です。

近年わが国では、この先天性腎尿路形成異常が小児期に末期腎不全となる原因疾患の半数以上を占めるようになっています。

●ネフローゼ症候群

ネフローゼ症候群とは、尿中にアルブミンを中心とするタンパク質が大量に失われる結果、血液中のタンパク濃度が低下し、全身のむくみ、体重の増加、循環血液量低下によるショック、栄養の障害、感染症にかかりやすくなるなどの異常をきたす疾患です。子どものネフローゼ症候群の約九割を、ステロイド（薬剤名です）に反応して尿タンパクが陰性になる（これを「寛解」と呼びます。これだけでは治癒とは呼べません）、ステロイド反応性ネフローゼ症候群が占めます。このような病気の方の腎臓を一部採取（腎生検）し、光学顕微鏡にて病理組織学的な検査をしても大きな変化がみられないことから、「微小変化型ネフローゼ症候群」とも呼ばれます。

しかしながら寛解後に、投与していたステロイドを減量したときや投与終了後に自然にあるいは感染症に罹患することを契機に、本症の約七割の方は、一回以上タンパク尿が出現（これを「再発」と呼びます）してしまいます。ステロイド反応性ネフローゼ症候群の方の約半数は、ステロイドやシクロスポリンなどの免疫抑制薬を長期間続けなくてはタンパク尿陰性を維持できない、ステロイド依存性です。ステロイド依存性ネフローゼ症候群の子どもの約九割は、思春期以後に自然にステロイドを使用しなくても再発をしないようになっていきます。したがって、これらの薬を思春期に至るまで長期間投与しなくてはならないことによる副作用が問題になります。

一方、ステロイドを四週間以上投与しても尿タンパクが陰性化しない場合を「ステロイド抵抗性ネフローゼ症候群」と呼びます。この病気の子どもを腎生検し病理組織学的に調べると、その多くが糸球体（尿を濾《こ》し出す毛細血管の塊）の一部が潰れて硬化する組織像を示す「巣状分節性糸球体硬化症」と診断されます。本症のほとんどは重症で、タンパク尿を陰性化あるいはタンパク尿を減らすため大量の薬を長期間投与しなくてはなりません。そのため、これらの薬の長期投与による副作用が大きな問題となります。

●慢性糸球体腎炎

慢性糸球体腎炎とは、糸球体に免疫複合体が沈着し障害するために、血尿とタンパク尿が六カ月間以上持続して出現する病気です。小児期に診断される本症の約九割をわが国では「IgA腎症」（IgAとは、免疫グロブリンAのことです）が占めます。診断には腎生検組織を病理組織学的に調べることが必要です。欧米諸国では感染症罹患時に出現する肉眼的血尿（外見的に尿が赤色あるいはコーヒー色になります）、むくみ、易疲労感、顔色不良、高血圧などを訴えて医療機関を受診することでIgA腎症と診断されることが多いのが現状です。そのため、診断時には病気がかなり進行しており、診断後にステロイドや免疫抑制薬などによる治療を行っても末期腎不全に進行してしまう、予後不良の疾患と考えられています。本症の多くは思春期から壮年期にかけて発症します。わが国では学校検尿を契機に、本症が比較的早期に診断され、治療することができるため、欧米に比べて本症の予後が良いことが知られています。

●学校検尿による早期発見

一方、わが国では毎年行われている腎臓病学校検診（いわゆる学校検尿）を契機に病気があまり進行していない早期に本症と診断されることが多く、治療により治癒する症例が少なくないことが特徴です。この点は、わが国の学校保健システムが世界に誇るべき成果のひとつとも言えます。

三十年以上にわたる学校検尿の事業やその間の研究により、本症は小学校高学年から高校生頃に発症してゆっくりと進行し、適切に治療しないと三十～四十歳頃に末期腎不全に至る方が少なくないことが明らかになってきました。わが国では成人の末期腎不全患者が毎年増加しています。その多くの原因は糖尿病です。しかしながら、慢性糸球体腎炎が原因となって三十～四十歳頃に末期腎不全に至る場合だけが減少しています。これはわが国に学校検尿が導入されたために、慢性糸球体腎炎を早期に診断し、治療できるようになった成果と考えられています。なお近年、韓国、台湾では国を挙げて学校検尿が実施され、わが国と同様の成果を上げつつあります。

ただし、乳児期に血尿が出現し次第にタンパク尿が加わり、思春期頃から難聴が出現し、二十～三十歳頃に末期腎不全となる「Alport 症候群」などの遺伝性腎炎については、現在有効な治療法がないことが問題です。

学校生活における問題点とその対応

これまでわが国では、子どもの慢性腎疾患を悪化させないようにとの配慮から、学校生活管理指導表などを用いて慢性腎疾患をもつ子どもの学校での運動を制限しています。しかしながら、学校での運動を制限することが慢性腎疾患を悪化させず、腎機能を保持する上で有効であるとする医学的根拠はありません。さらに、学校での運動を制限することが子ども自身のセルフ・エスティーム（self esteem ＝達成感などを繰り返すことにより形成される、自分自身に対する自信・尊厳の気持ち）の形成を阻害し、他の児童生徒からの差別の原因になるなど、弊害が大きいことが指摘されています。

したがって、合併症のない慢性腎疾患の子どもには学校での運動を制限しないのが原則です。欧米においても同様であり、わが国で用いられているような学校生活管理指導表はもちろん使われていません。かつてのわが国では、慢性腎疾患をもつ子どもが学校の授業時にプールで泳いでよいかの判断をする必要性から、毎年春から初夏にかけての時期に行う腎臓病検診を開始したという経緯があります。しかしながら、慢性腎疾患をもつ子どもが学校生活において注意しなくてはならない点は、次のようなものがあります。

●先天性腎尿路形成異常の場合

膀胱尿管逆流症（ＶＵＲ）を有する子どもは、常に腎盂腎炎が再発する可能性があります。そのために、抗菌薬を予防的に服用することがあります。ＶＵＲを有する子どもが臨海学校に参加するときは、海水が大腸菌などの菌に汚染されている海水浴場での水泳を控えることが勧められます。また、ＶＵＲをもつ子どもが、咳・鼻水などの感冒症状がないのに38℃以上の発熱を呈し、腰部痛、全身倦怠感を訴える場合には、できるだけ早く医療機関を受診させるよう指導することが必要です。

腎低形成・異形成により腎機能が低下している子どもでは、低身長などの発育障害を呈することがあります。そのような子どもは、小学校高学年や中学生になったときに、同年齢の正常な子どもと一緒に同じ体力を必要とする運動を行う際についていけないことがあります。こうした子どもの運動への参加は、その子どもの体力に合わせた配慮が必要です。

●ネフローゼ症候群の場合

ステロイド依存性のネフローゼ症候群の子どもには、長期間投与するステロイドによるさまざまな副作用が出現します。そのような子どもであっても、寛解状態であれば、運動制限をする必要はありません。しかしながら、ステロイドの長期間の服用の結果として生じた骨粗鬆症が強い場合には、主治医と相談し、骨折予防のために、参加する運動を制限することが必要です。また、ステロイドやシクロスポリンの長期にわたる内服により免疫機能が低下するため、学校でインフルエンザなどのウイルス感染症が流行する冬季には、マスクの使用、手洗いの奨励などの基本的な感染症予防策を行うことが望まれます。高血圧があっても血圧が安全域にコントロールされていれば、運動制限は不要です。

ステロイド抵抗性ネフローゼ症候群の子どもでは、上記の合併症がステロイド依存性ネフローゼ症候群と同等にあるいはより強くみられるので、ステロイド依存性ネフローゼ症候群よりも注意深い管理が必要です。

腎機能障害が強い場合、あるいは末期腎不全になっている場合には、食事制限が必要な場合があります。そのため、給食が食べられない場合も出てきます。

ステロイドの長期投与や持続する低タンパク血症のために生じる成長障害・低身長がみられる場合、運動への参加はその子どもの体力に合わせた配慮が必要です。特に、再発を繰り返し入院期間が長かったネフローゼ症候群の病児の筋力は著しく低下しており、体格も小柄です。このような子どもには、運動の激しさや持続時間などを配慮したきめ細かな対応が必要です。

●慢性糸球体腎炎の場合

基本的には運動、食事に制限を加える必要はありません。ただし、ステロイドや免疫抑制薬を使用している場合には、骨折予防や感染症予防の点で、ネフローゼ症候群に対するものと同様の注意が必要です。地域によっては検診機関が、腎臓病検診の結果と一緒に有所見児に運動制限の指示を出すことがあります。このような指示はしばしば血尿のみを呈する子どもにまで及ぶことがあり、腎臓病専門医の立場からみると、過剰な制限であることが少なくありません。保護者が検診機関から出された運動制限の指示を担任の先生に求めてきた場合、担任の先生はそれを鵜呑みにせずに、必ず医療機関を受診して腎臓病専門医の指示に従うように保護者に指導していただきたいと思います。

表1●運動を行ってよい慢性腎不全の子どもの必要条件

1．尿毒症が透析治療により十分管理されている。
2．高血圧が管理されている。
3．心不全、不整脈がない。
4．出血傾向がない。
5．重度の貧血がない（血液ヘモグロビン9g/dl以上）。
6．シャントやカテーテルのトラブルがない。
7．重篤な骨粗鬆症や関節障害がない。
8．全身感染症がない。

出典：五十嵐隆『小児腎疾患の臨床〈改訂第5版〉』（診断と治療社、2012年）p.111より。

腎機能障害が強い場合あるいは末期腎不全になっている場合には、食塩、タンパク質などの摂取量を制限することがあります。そのため、給食を食べられない事態も出てきます。

表1に運動を行ってよい慢性腎不全の子どもの必要条件を示します。

●その他の腎尿路疾患の場合

腎性尿崩症では大量の尿（例えば、小学一年生で一日に五リットル以上の尿）が出るため、放置すると脱水症、高ナトリウム血症、発熱、中枢神経障害が生じます。これらを予防するためにこまめな水分補給が必要です。また、大量の尿を膀胱内に長時間溜めたままにすると膀胱機能が障害され、膀胱尿管逆流や腎盂腎炎による腎障害が生じます。そのため、一

～二時間ごとの排尿が必要です。喉の渇きを感じた子どもが、授業中に手持ちの水筒水を使って水分補給することや正常な人から見ると頻繁にトイレに行くことは、この病気をもつ子どもの合併症を予防するためにぜひとも必要な行為です。

神経因性膀胱（二分脊椎症などが原因となって正常な膀胱機能のない状態）の子どもでは、定期的な自己導尿（カテーテルを自分で尿道から膀胱に差し込んで、排尿させる行為）が必要です。学校は自己導尿のできるスペースとして個室（トイレ）を用意してください。

さまざまな慢性腎疾患が進行して末期腎不全となった子どもには、病態に応じて食事制限が必要になります。そのため、家庭であらかじめ調理した食事（食塩、タンパク質などの制限食）を昼食時に食べなくてはなりません。また、家庭で夜間に自動腹膜透析を行っている末期腎不全の病児は腹膜炎を発症するリスクがあります。在校中に腹痛や原因不明の発熱を訴えるときには、至急医療機関を受診することが必要です。

学校、保護者、医療機関の連携

●学校と保護者の連携

保護者は自分の子どもの病名だけでなく、学校での生活の際に必要な治療法、食事、処置、持病である慢性腎疾患が悪化したときの症状、対応法について、あらかじめ担任の先生に具体的に伝えておくことが基本です。その際、保護者は具体的な注意・要望事項を紙に記載して担任の先生に示すのがよいでしょう。

担任の先生は子どもの病名だけでなく、保護者からの具体的要望について理解するとともに、不明な点は保護者に直接聞いて理解するようにしてください。なお、病気に関する一般的な情報については、学校保健師や校医から、あるいはインターネットを通じて得ることもできます。

●学校と医療機関との連携

在校中の病児が医療機関を受診することが必要になったときのために、その子の主治医への連絡法についてもあらかじめ確認しておくのがよいでしょう。保護者からの具体的な注意・要望事項では担任の先生が理解できない場合、保護者を通じて疑問点を主治医に伺うことで、理解をしておいてください。

●クラスの子どもに対する説明

特別な配慮が必要な慢性腎疾患をもつ子どもに限って、同じクラスの子どもから病気についての理解を得ておくことは、本人にとっても同じクラスの子どもにとっても有用です。その際、本人と保護者から、同じクラスの子どもに病気について説明することの許可を事前に取っておくことが求められます。

子どもには残酷な面があります。学校現場で子どもはしばしば障害をもつ子をいじめ、差別します。しかしながら、例えばステロイド依存性ネフローゼ症候群に罹患する子どもの場合、それがどのような病気であるのか、病気の治療のために体の内外にいろいろな症状・問題が出ていること、感染症にかかりやすいのでさまざまな注意が必要なこと、骨粗鬆症のために激しい運動を控えていることなどをクラスの子どもに説明することにより、クラスの子どもからの理解と支援を得ることができます。また、病気の子どもを通じて、同じクラスの子どもは病気や障害に対する理解と思いやりの心を育てることができます。

子どものＱＯＬ向上のために教育関係者に期待される役割

慢性腎疾患に罹患する子どもであっても、できるだけ健康な子どもと同じような学校生活を過ごせるようにするのが基本です。慢性腎疾患をもつ子どもに医学的有効性が明らかでない運動制限を一律にかけることは、子どもの心と体の成長に有害であることを保護者だけでなく教育者も知っておくべきです。担任の先生は、自分のクラスの子どもが罹患している慢性腎疾患について、理解を深めるための勉強をしてください。そのうえで、慢性腎疾患をもつ子どもにとって本当に必要な学校生活上の制限や支援とは何かを、病児、保護者、主治医から知り、子どものために実践していただきたく思います。

このような目的のために、担任の先生は、病児、保護者、主治医と密接な関係をつくり、情報を共有し、時機を逸せずに適切な対応を現場でとることが重要と考えます。今後、慢性腎疾患をもつ子どもの学校生活における具体的な注意点や支援策について、小児腎臓病専門医と教育関係者とが協力してガイドラインをつくり、公表することが求められています。

（五十嵐　隆）

Chapter Two

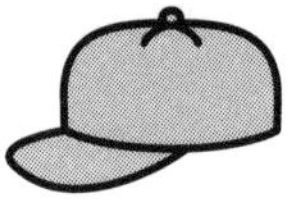

疾患ごとの配慮事項と、学校・家庭での留意点

2 てんかんの子どもの学校生活

てんかんとは

てんかんの発症頻度は一〇〇～一五〇人に一人とされています。小児期に発症することが多いので、てんかん発作が学校で起こることは稀ではありません。学校で発作が起こったときに適切な対応を行えるか否かは、他の子どもたちに与える影響を含めて、非常に重要な問題です。

一方、てんかんは他の慢性疾患と異なり、偏見や誤解が多いという問題を抱えています。てんかんの子どもが快適な学校生活を送るためには、学校、保護者、医療機関の緊密な連携が重要です。てんかんという病気に対する正しい知識を共有し、相互の信頼関係をきずく必要があります。

てんかんとは、いろいろな原因によって起こる慢性の脳の疾患です。精神病のひとつとされていた時代もありましたが、大脳の異常に起因し、発作を繰り返し起こす病気です。

てんかんは、「脳の神経細胞が過剰に興奮（過放電）することにより、脳の中で一種の『嵐』のような状態が起こり、その結果として嵐が起こった場所（脳の部位）や嵐の程度（過放電の激しさの程度）に関連した発作が起こってくる病気」です。てんかんの大部分は脳波検査によって、脳内の神経細胞の過剰な興奮が証明されます。脳内の神経細胞は、通常は弱い電気信号のやりとりで情報の受け渡しをしていますが、突然、強い電流が流れることによって意識がなくなったり、手足のけいれんが起こったりします。

てんかんは、けっして治らない病気ではなく、診断や治療の進歩により、てんかんの約八〇％は発作抑制が可能になっています。特に小児では、予後良好なタイプの「良性小児てんかん」も多く、治療が不要な場合や、数年間の抗てんかん薬の服薬後に治療の中止が可能なものも数多くみられます。

一方、「難治てんかん」といわれる発作抑制がなかなか困難なタイプのてんかんも存在します。てんかん発作は、起これば起こるほど止まりにくくなったり、脳波の所見が悪化したりすることがあります。また、発作のタイプによっては知的機能の退行をもたらす場合もあります。

さらに、てんかん発作と鑑別が難しい発作様の症状（偽発作）がてんかんと診断されて、不要な治療が開始されたり、誤った生活指導をされている例を経験することもあります。したがって、発達の途上にある小児では、てんかんの専門医によって可能な限り迅速に的確な診断を受けて、適切な治療方針を決定する必要があります。治療を開始する場合は、医師から十分な説明を受けてその内容をよく理解したうえで、発作の有無や薬剤の副作用の有無に注意しながら、主治医の指示どおりに毎日きちんと抗てんかん薬を服用することが重要です。

学校生活における問題点とその対応

●学校で発作が起こったときの対応

てんかん発作が起こった場合の対応を表1に示します。

発作が起こったときに最も大事なことは冷静に対応することです。てんかんの子どもの親でも、慣れないうちはあわてたり、パニック状態になることがあります。学校で起こった場合は、まわりの子どもへの影響が大きいので、まず教師が落ち着いて的確な処置をすることが求められます。発作のときに口の中に物を入れるという誤解が多いようです。しかし、舌をかむこと

表１●てんかん発作が起こった場合の対応

1．あわてず、恐怖心をもたずに、冷静に対応する。
2．発作の様子を後で報告できるように、よく観察しておく。
3．けがをしないように周囲の危険物を取り除き、安全な場所に寝かせる。
4．衣服のボタンをはずしてゆるくし、できるだけ安静にして、たたいたり揺すったりはしない。
5．吐きそうなときや、口からの分泌物が多いときは、気管への誤嚥防止のために顔を横に向ける。
6．口の中に指、はし、タオルなどを押し込むことは原則として行わない。
7．発作が５～10分以上続く場合や、意識がもどらないうちに次の発作が起こる場合は、救急車でかかりつけの病院または発作を止めることが可能な近くの医療機関に運ぶ。

は現実にはほとんどなく、かえって子どもの歯や歯茎を損傷したり、刺激のために発作が長引いたり、呼吸がしにくくなったりすることもあるので注意が必要です。難治性のてんかんで、しばしば学校でけいれんを起こして教師がその対応に慣れている場合は、直ちに救急車を呼ばずに、けいれん止めの坐薬を投与して様子をみることでもよいと思います。

教師が発作の処置をしながら、冷静に発作の様子を観察することも非常に重要です。医師が実際に発作に遭遇する機会は少ないので、後になって起こった現象がてんかん発作だったのかどうか判断に悩む場合もあります。また、発作の型を確認することにより、抗てんかん薬の内容が変更される場合もあります。

発作の様子を記録し、保護者を通じてそれを主治医に渡すことが勧められます。

●学校行事や体育について

修学旅行やキャンプ、遠足、運動会、学芸会などの学校行事や、日常の学校の体育活動については、子どもの体力や体調に問題がある場合や発作が頻繁に起こる場合を除けば、できるだけ参加させることを原則として、なるだけ特別扱いをしないようにすることが望まれます。特別扱いや過保護により、子どもが自信をなくしたり、依存的になったりすることが懸念されるからです。さらに、こういう対応の積み重ねが、精神的な二次障害につながる可能性も考えられます。

発作が起こったときの危険防止には当然配慮する必要があり、特に問題になるのが水泳です。発作が抑制されている場合や、睡眠中にしか起こらない場合はそう問題はありませんが、一応の注意が必要です。それ以外の場合でも、一般に水泳中は発作は起こりにくく、プールから上がってほっとしているときのほうが起こりやすいといわれています。リスクのある子どもに他の子と区別しやすいように、違う色の水泳帽をかぶせるという方法がとられることもあります。しかし、その子どもだけではなく、他の子にもその子が特別扱いをされていることが認識されるので、あまり好ましい方法とはいえません。できれば、監視の先生の数を増やすなどの対策が適当と思います。

修学旅行やキャンプなどは子どもにとって貴重な体験や思い出となるので、抗てんかん薬をきちんと服用して、睡眠不足やハードスケジュールによる過労に気をつければ、発作が比較的抑制されている子どもは、なるだけ参加させることが望まれます。

学校、保護者、医療機関の連携

●学校と保護者の連携

学校と保護者の間で、てんかん発作の症状や学校生活で想定される危険、緊急時の家庭との連絡方法などについて話し合う必要があります。てんかんの子どもが学校生活で必要以上の制限を受けないためには、子どもがどのようなてんかん発作をもっているのかを保護者からの情報として教師が把握しておくことが重要です。保護者が学校の先生に話しておくべきことを表2にまとめました。

保護者が学校に「てんかん」という病名を伝えると、先生によっては過剰に心配して、学校

表２●保護者が学校の先生に話しておくべきこと

1．どのような発作がどのような頻度で起こり、発作時に家庭でどのように対処しているか。
2．発作の誘因があれば、その内容や対策について。
3．発作の前兆がある場合は、その症状について。
4．治療を受けている病院名、主治医の名前、電話番号など。
5．家庭への連絡方法、不在時の対応の仕方。

行事や体育などにおいて子どもの行動が制限される懸念があります。そのために、発作が抑制されている場合は、てんかんであることを学校には伝えないほうがよいという考えもあります。また、てんかんに対する偏見や誤解を心配して、保護者には個人情報が守られるのかという不安もあります。しかし、保護者と学校が緊密に連携して、教師がてんかんについて十分に理解し、子どもの病気に配慮しながら教育を行うというのが、あるべき姿と考えます。

保護者が子どもの病名を学校に伝えて緊密に連携することの利点としては、発作が起こったときに大騒ぎにならずに冷静に対応できる、発作症状を行動異常などと混同しない、薬の副作用による眠気を叱責せずに上手に対応できる、学校行事や体育などで適切な配慮ができる、保護者と共通理解をして子どもに接することができる、などがあげられます。

●学校と医療機関の連携

てんかん発作が抑制されている場合や、発作が夜間のみで日中に起こる可能性が考えにくい場合は、保護者が学校の先生に病名を伝えていないことも多いと思います。学校で発作を起こす可能性がある場合は、保護者から学校に子どもの病名を伝えたうえで、必要に応じて学校と医療機関が連携することは、とても重要です。

小児のてんかんの治療には専門的知識や経験を要するので、小児神経専門医やてんかん専門医によって行われていることが多いのが実状です。てんかんの子どもの担当医には、保護者の同意を文書などで確認した後に、学校の担任や養護教諭に対して発作時の対応の仕方や学校生活での注意点、学校行事や体育の参加に対する必要な配慮などについて専門家の立場から話をすることが求められます。

医師が保護者にてんかんの説明をするときによく用いる、てんかんに関する一般的な知識や発作時の対応の仕方などを記載したパンフレットを教師にも渡して、分かりやすく説明をすることも非常に有意義です。教師からの質問に対しても丁寧に答え、相互の信頼関係を築くことが重要です。さらに、担任の教師だけではなく、学校全体を対象としたてんかんに関する研修を行うことができれば、正しい知識を普及させるよい啓発の機会となります。

●クラスの子どもに対する説明

学校で実際に発作が起こったことがある場合や、起こる可能性が高いと判断される場合は、担任の先生は保護者の了解のうえで、クラスの子どもたちに分かりやすい説明をしたほうがよいと思います。教師には、てんかんに対する周囲の偏見や誤解の問題、および個人情報保護の問題について十分な配慮をすることが求められます。保護者に対しては、てんかんの子どもが安全な学校生活を送るため、発作が起こったときにクラスの子どもたちの動揺を防ぎ、子どもたちの理解や協力を得ることが大切であることを丁寧に説明する必要があります。クラスの子どもたちに対しては、てんかんという病名を伝えるべきではなく、「この子は時々体調を崩してこのような症状が出ることがあるが、騒いだりせずに落ち着いて対応してください」「先生がいないときはすぐに知らせてください」などと話すことでよいと思います。

てんかんに対する社会的な偏見や誤解は、現実にはまだまだ存在しています。担任の先生がてんかんという病名をクラスの子どもに伝えると、他の子どもやその保護者がたいへんな病気だという印象をもったり、てんかんの子どもが他の子から特別扱いされたりする可能性があります。てんかんの子どもが他の子と同様に、できるだけ平等な教育を受けられるような配慮がなによりも必要です。

●てんかんの子どもと発達障害

てんかんの子どもには広汎性発達障害、注意欠陥多動性障害、学習障害などの発達障害や、知的障害を伴う場合が少なからずあります。発達障害は、知的障害とは異なって、診断されないまま適切な教育的対応が行われていないことがしばしばみられます。家庭では保護者が発達障害の子どもの行動に振り回されて疲れきっていたり、叱りすぎてしまうことを悩んでいる場合があります。

てんかんの子どもで発達障害が疑われる場合は、担当医にできるだけ早く相談して、的確な診断を受けるべきです。発達障害と診断された場合は、学校と相談して必要な教育的支援を受けることが勧められます。担当医もてんかんの治療を行うだけで満足せずに、子どもの学校や家庭の適応状況に対しても注意深く配慮する必要があります。この点においても、学校、保護者、医療機関の連携が大切です。

子どものＱＯＬ向上のために教師に期待される役割

てんかんという病気に対して、社会の偏見や誤解が存在することは残念ながら事実です。日本てんかん協会や日本てんかん学会など関係者の取り組みにより、てんかんに対する理解は以前よりは進んでいると思いますが、学校全体で正しい理解を共有することが大切です。教育委員会や学校の主催で専門家によるてんかんの研修会を開催したり、日本てんかん協会が主催する講習会などに参加して、すべての教師がてんかんに対する正しい知識を得ることが必要です。

学校の授業中に発作がしばしば起こる子どもでは、興味や注意を引きつけるような課題設定を行うと有効な場合があります。抗てんかん薬の副作用としての眠気がみられる場合には、子どもが積極的に周囲との関わりをもつことができるように工夫し、生き生きとした教育環境を整えていくことが大切です。学校関係者には、子どもがてんかんという病気を抱えていても、他の子どもたちと同様に一人の発達途上の子どもとして、肯定的にとらえる姿勢をもつことが求められます。

てんかんの子どもが在籍している学校は、在籍していない学校に比べて、学校行事や体育授業への参加に関する指針が緩やかという調査結果があります。てんかんの子どもが在籍することにより、てんかんに対する理解が深まり、より積極的に考えることができるようになったためと考えられます。

てんかんの子どもに対して適切に対応することにより、できるだけ楽しく有意義な学校生活

表3●てんかんの子どもに対して学校の先生に期待される役割

1. てんかんに対する正しい知識をもち、偏見や誤解の解消、啓発に努める。
2. てんかんの子どもをできるだけ特別扱いせずに、他の子と同様に取り扱い、過保護や過干渉を避ける。
3. 有意義な学校生活を体験させ、学校行事や体育などは参加を原則とする。
4. 昼の服薬が必要な場合や、修学旅行のときなどには、服薬の確認や介助などの指導を行う。
5. プールなど危険が予想される場合、危険防止の配慮や監視体制の検討を行う。
6. 学校で発作が起こったときは、適切な処置を行う。それと同時に、発作の観察と主治医への報告も重要である。
7. 教育的立場から、てんかんの子どもや家族への指導的役割を果たす。

を過ごさせたいと思います。そのためには、教師がてんかんに対する偏見や誤解を解消して正しい知識をもち、てんかんの子どもの発作症状や治療内容をよく把握し、きめ細かな対応をすることが必要です。学校関係者、保護者、医療関係者の緊密な連携が強く望まれます。

てんかんの子どもに対して学校の先生に期待される役割を表3に示します。

（花井敏男）

Chapter Two

疾患ごとの配慮事項と、学校・家庭での留意点

3 先天性心臓病の子どもの学校生活

子どもから大人への橋渡しの重要性

近年の医療の進歩により、生まれつきの心臓病（先天性心疾患）は、新生児期さらには胎児期より診断や治療が可能となってきています。以前は根治術不能（完治のための手術は不可能）とされていた先天性心疾患の予後（経過）が改善され、長期生存が可能となってきました（図1）。このようなか、学童期、思春期さらには成人

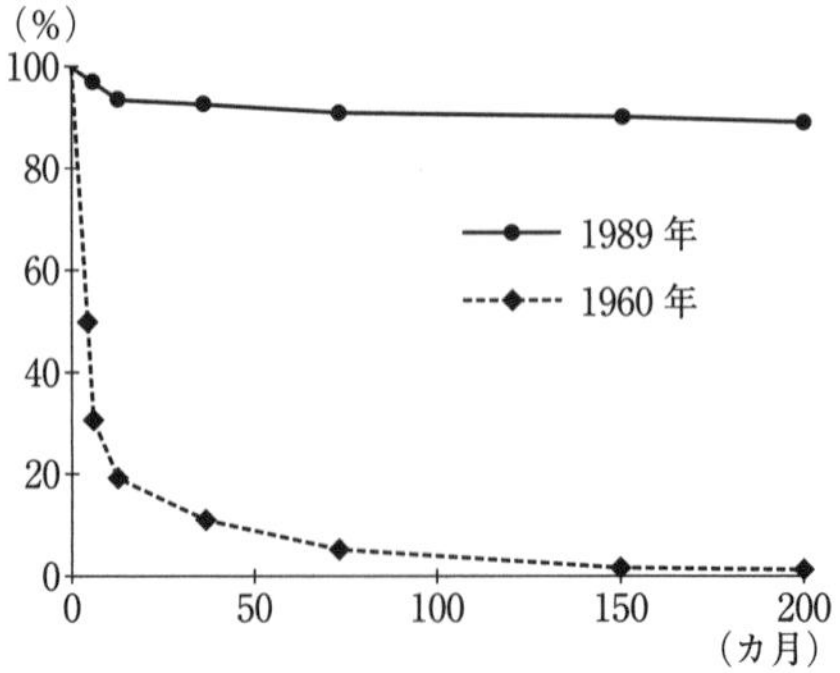

1960年代には生存不可能だったが、現在ではほとんどの子どもが正常に生活を送れるようになっている。

図１●大血管転位症の生存曲線
（1960年と1989年の比較）

期に達した先天性心疾患の人が年々増加し、慢性期管理の重要性が指摘されています（図2）。

これらの方々は、手術の既往にかかわらず、少なからず何らかの問題を抱えている場合がほとんどです。重症な心疾患であればあるほど、新生児期あるいは乳児期に治療を必要とすることが多く、単心室系の心疾患に対する機能的血行再建術（フォンタン手術）など、最終的なゴールにたどり着くまでには、数回の手術を必要とする方も数多く存在します（図3）。学童期に至る前に最終手術が完結すれば、チアノーゼなども消失し、外見上普通の子どもと変わらない子どもになって学校生活に入っていけるのです。しかし、学童期の心疾患の子どもの管理・教育で難しいことは、外見上全く健康そうに見えても、心臓そのものには大きな問題点を持っていることがある、という点です。残念ながら、たとえ医師であってもその評価は大変難しいのです。急性期（症状が急激に現れる、病気のなり始めの時期）の管理を終え、慢性期（手術後の病状が安定している状態）であっても、思わぬ合併症により緊急の治療を要する可能性があるのです。

医療の現場では、これまで学童期・青年期では経験されることの少なかった重症心疾患の方に、より専門的な知識や経験を持ったスタッフが対応することができるよう「成人先天性心臓病」という概念が導入されつつあります。欧米の主要施設では、adult congenital heart disease もしくは grown-up congenital heart disease の外来は大きな柱になってきています。残念なが

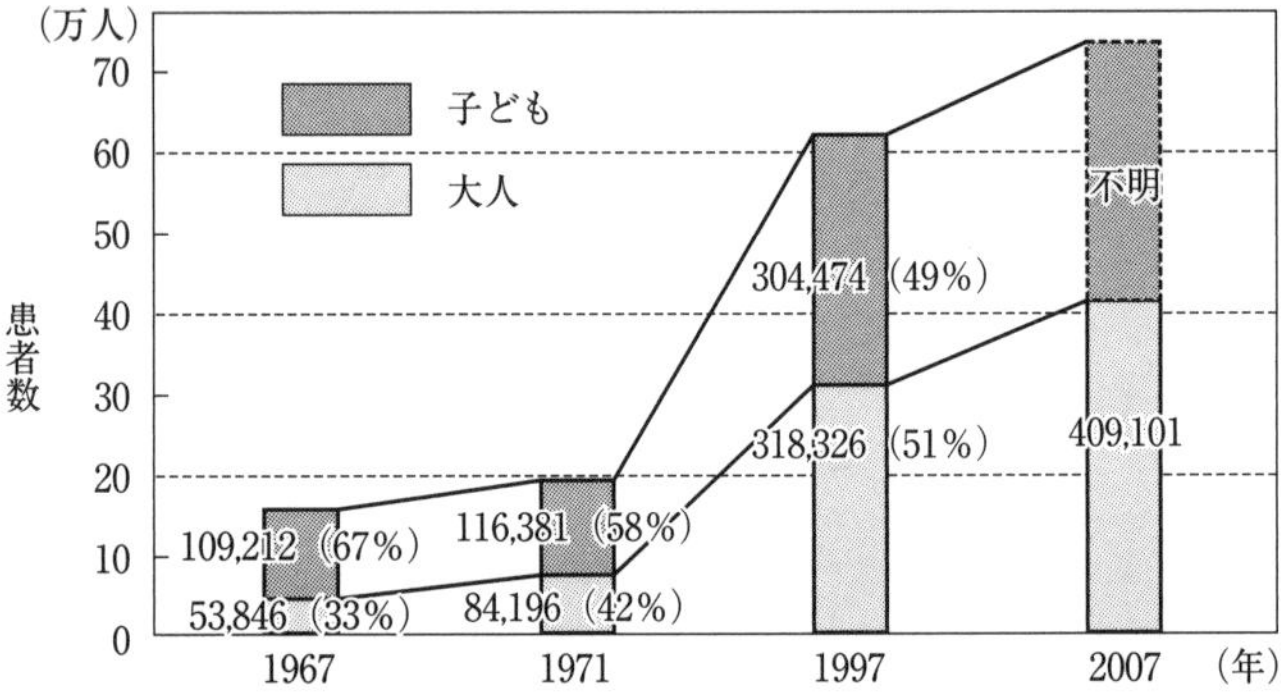

1997年には大人と子どもの割合がほぼ同一となり、現在では大人の割合が半数以上を占めている。

図２●わが国における心疾患者の割合

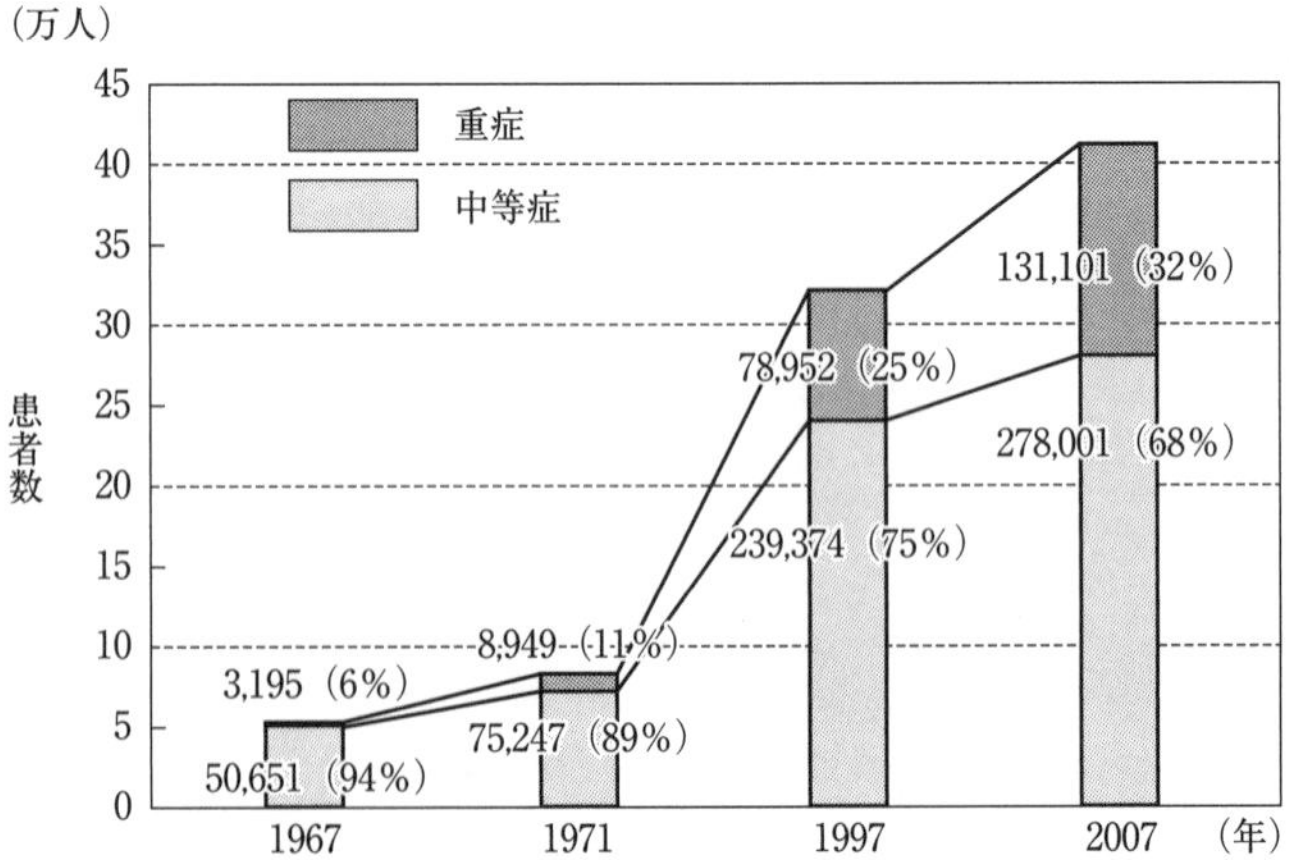

中等症、重症の心疾患の割合が増加している。

図３●心疾患の重症度の変遷

出典：図２・図３ともに文献１より。

らわが国では、このような専門外来は、非常に限られた施設でのみ行っているのが現状で、今後早急な対応が必要と考えられます。

先天性心疾患とは

●根治手術未施行の場合

未手術で思春期に達した先天性心疾患には、心疾患が軽症であり手術が必要でなかった場合と、幼少期には無症状であり本来であれば外科的な治療が必要であったにもかかわらず治療を受けずに経過している場合があります。

前者には、軽症の心室中隔欠損症や肺動脈弁狭窄症などがあり、後者には心房中隔欠損症、動脈管開存症、大動脈弁閉鎖不全症などがあります。これらの疾患を管理する上で、それぞれの疾患の自然歴（疾病の経過）を十分理解し、その時期に応じた対応が重要です。

・心房中隔欠損症

心房中隔欠損症は、学校健診で発見される心疾患で最も多いものです。本症の多くは学童期には無症状で経過しますが、予後は必ずしも良好とは限りません。未治療であっても二十歳までの自然な生活は比較的良好ですが、三十歳を過ぎると心不全が増加し生存率は急速に低下します。このため、治療に適した時期は、長期の右心系の容量負荷による合併症が出現する前の小児期とされています。学童期の心臓検診で発見された心房中隔欠損症の児童が無症状であっても外科治療の対象となるのは、このような理由からです。現在は、体の負担の少ないカテーテルによる治療が導入されています。

・心室中隔欠損症

欠損孔が比較的小さい場合は、自覚症状がないため修復術を受けることなく経過します。欠損孔が小さな場合でも欠損孔が大動脈弁に近い部分に開いている場合には、大動脈弁の変形をきたし大動脈弁閉鎖不全を合併するため、手術が必要となります。このように無症状であっても病気が進行することがあるため、心エコーによる定期的な観察が必要です。また、欠損孔の大きさにかかわらず、感染性心内膜炎の予防は重要であり、口腔内処置や皮膚・爪の外科的処置などの際、予防的抗生剤投与が必要です。

・修正大血管転位症

右房に接続する解剖学的左室から肺動脈が、左房に接続する解剖学的右室から大動脈が起始する疾患です。本疾患の予後は、合併する心疾患によって大きく左右されます。合併心疾患がない場合は、無症状のまま思春期、学童期に達しますが、青年期以降になると機能的左室として働いてきた解剖学的右室が次第に機能不全を呈し、同時に房室弁の逆流が増悪してくるようになります。また不整脈の頻度も増加してきます。

このように、成人期に達すると様々な問題が出現してくるため、その予後は必ずしも良好ではありません。心房レベルと大血管レベルの血行再建を同時に行い、血行動態的な根治を行うdouble switch術が行われることがあります。

●修復術後症の場合

新生児、乳児期に修復術を終了した患者群の場合、この中には、動脈管開存症、心室中隔欠損症などの解剖学的および心機能的にも根治（完治）が得られる疾患から、フォンタン手術後のような機能的根治術後症例まで、各疾患でその病態は様々です。また同一疾患であっても、大血管転位症に対する術式が、セニング手術やマスタード手術などの心房内血流転換術の場合と大血管スイッチ手術（ジャテーン手術）の場合では、術後の病態も違ってきます。

同一疾患の術後であっても、手術の方式により術後の病態は非常に異なっているため、注意が必要です。また、根治術後といえども、正常の心臓に戻っているわけではなく、合併症、残遺症、続発症を伴う場合も多いのです。ファロー四徴症術後の場合、右室流出路〜末梢性肺動脈狭窄、肺動脈弁逆流、不整脈、大動脈拡張、心不全などの残存病変が存在する可能性があり、突然死の危険性もあります。フォンタン手術は、肺循環を担当する心室を有さないという特殊な血行動態を呈します。肺循環は右房圧もしくは静脈圧により保たれていますが、その心拍出は正常の六割程度であり、バルサルバ負荷で容易に減少します。心機能や運動能低下以外にも、心房性不整脈、タンパク露出性胃腸症、血栓塞栓症、肺動静脈瘻、残存短絡によるチアノーゼなどの問題も生じます。無症状であっても、健常人と比較すると明らかに運動能が低下しており、注意が必要です。長期予後に関しても不明な点も多く、今後注意深い観察が必要と考えられます。

このように、重症心疾患に対する治療成績が改善され長期生存が可能となってきていますが、術後も弁逆流、狭窄、心機能不全、不整脈など、何らかの問題が残存していることが多いのです。また、残存病変はしばしば進行性で、幼少期には問題がなかったものが、年齢を経るごとに明らかになってくることも考えられるため、定期的な観察がとても重要です。

●根治術不能と判断された重症の場合

重症なために、あるいは幼少時期に適切な診断や治療がなされないまま根治術を施行されずに学童期、青年期へ至った子どもの患者が、今なお少なからず存在します。アイゼンメンジャー症候群やフォンタン手術不適応例などがこの中に含まれます。

このような子どもは、幼少期は比較的元気にしていても、思春期、成人期まで達すると、徐々に運動制限が出現し、多血症、喀血、脳梗塞、高尿酸血症、心機能障害など長期のチアノーゼに伴い、様々な合併症、臓器障害が出現してくることがあります。このような合併症は、生死に直結するような重症な合併症が多く、慎重な対応が必要です。多血症に起因する過粘調症候群に対する瀉血、抗血小板薬投与などは、子どもの状態を把握した上で慎重に行うことが必要です。根治術不能であっても、シャント術の追加や狭窄病変に対するカテーテル治療などの対症療法の追加、適切な内科的管理により、思春期、成人期さらに長期の生存が可能となります。このような子どもには、身体的なケアだけでなく心理的なケアも必要と考えられます。

学校と医療機関の連携

このように多くの先天性心疾患の子どもは、小児循環器専門医による定期的な経過観察が必要です。各医療機関は、それぞれの子どもの病態に応じて、運動管理区分を決めています。この運動管理区分は、学校生活による運動負荷が子どもの心疾患に過度の負担をかけないように、という目安のためのものです。先天性心疾患をもつ子どもは、心臓に負荷をもたらす運動に関して種々の程度の制約を受けています。

しかしながら、修学旅行やレクリエーションなどにおいて、先天性心疾患ということで過剰な制限を強いられている場合が少なくありません。思春期は、小児期から成人期に至る通過点となる多感な時期であり、いじめ、不登校などの問題が大きな社会問題として取り扱われる中で、慢性心疾患をもつ子どもが快適な楽しい学校生活を送れるように、過剰な運動制限は避け、個人の病態に応じた管理区分を定めることも重要です。医療と教育現場、家庭の連携を密にして、お互いの信頼関係を強め、病児の学校生活をよりよくしていく努力が求められます。

●患者教育の問題

先天性心疾患は、生後早期より医療を受けている場合がほとんどです。心臓病ということで家族の不安も強く、乳幼少時に引き続き両親や家族により慎重に管理されていることが多いものです。学童期になっても、両親に対する依存心が強いことも多いです。また、治療の多くが乳幼児期に行われているため、自分の病気に関する認識が薄く、重症心疾患を抱えながらも自分の病気に関して無関心、無知なことも少なくありません。医療サイドも、病児本人よりも、両親や家族に対して疾患の説明や教育を行っていることが多く、本人に対する病気の説明は不十分なことが多いのです。ある程度子どもの成長を待って、理解ができる年齢になれば、わかりやすく説明を行うことが大切です。

特に思春期には、健康管理を含め、他人任せの状態から自己管理を行うようになる通過点であり、この時期の患者教育は大変重要と考えられます。病状によってはその疾病告知が難しい場合もあり、十分な時間をとって、現在の病状、予測される今後の経過、合併症や突然死などの可能性、寿命、結婚、妊娠出産の可否、就学就職、保険の問題などを伝える必要があります。

このような患者教育により、合併症の予防、さらには長期予後の改善につながるものと考えられます。女性であれば将来の妊娠出産、男性であれば就職など、身体的な面と社会的な面を切り離して考えることができない問題も多く、総合的にフォローしていく必要があります。

●社会生活の問題

先天性心疾患の病児は、就学、就職、結婚、出産、保険の問題など、身体的な問題以外にも様々な社会的な問題を抱えている場合が多くあります。先天性心疾患を有するため、社会生活が制限され不利益を受ける場合もあります。社会の一員として、快適な社会生活が送れるように支援していくことが重要です。

レジャー、旅行についての相談もしばしば受けますが、特に長時間の飛行機での移動は、緊急時の対応、酸素分圧の低下、脱水、血栓症の危険性などの問題を有しているので、注意が必要です。そして個々人の病態、状況に応じた対応が必要と考えられます。思春期から成人期へと、成長とともに個人個人が抱えている問題が変化するため、個々の状況に応じた対応が必要です。

●心理的な問題

学童期、青年期に達した先天性心疾患の病児は、身体的な問題以外にも多くの精神的心理的問題を抱えている場合が多くあります。社会生活に対する不安、自分の健康に対する不安、死の恐怖など、どの病児も少なからず抱えています。抑うつ傾向、行動異常を呈することも多く、パニック発作が、動悸、呼吸困難、胸部圧迫感、発汗などを伴い、心不全や不整脈と誤解されることもあるので注意を要します。このような病児の心の問題の解決のため、小児科医、精神科医、看護師、臨床心理士など、複数の人が関わり相談相手となりつつも、混乱のないように対応することが重要です。

＊

学童期、青年期の先天性心疾患の病児では、これまであまり見られなかった、より重症の心疾患を抱える子どもが増えてくることが不可避です。新生児期に発症する重症心疾患術後、フォンタン手術後などより多くの問題点を抱えている複雑な病態を有する病児が、これからも増加していきます。年々増加していくこのような心疾患をもつ病児の生活管理には、病院だけの対応では不十分なことが多く、医療機関と学校との密接な連携が重要なのです。

（赤木禎治）

［文献］

1)Shiina Y, et al. Prevalence of adult patients with congenital heart disease in Japan. Inter J Cardiol 2009.
2)赤木禎治・丹羽公一郎・石澤瞭「成人先天性心疾患診療における小児循環器医の役割」、『日本小児科学会雑誌』１０５、二〇〇一年、九五四―九六三頁

Chapter Two　疾患ごとの配慮事項と、学校・家庭での留意点

4 小児がんの子どもの学校生活

近年の治療成績の向上により、四十年ほど前までは「不治の病」とされていた「小児がん」も、七割以上が治る病気となりました。病気が治ることに全力を注いでいた時代から、治った後の社会生活まで重視する時代となり、小児がんの子どもと周りの協力体制がより重要となってきました。

小児がんとは

小児期に発症する悪性腫瘍をひとまとめにして「小児がん」といいます（悪性腫瘍で上皮系のものを「癌」、一般的な総称を「がん」と呼びます）。成人にできる胃癌や肺癌などの癌腫とは違い、小児がんの多くは上皮より深いところから発生する肉腫です。進行が早く急に大きくなって、

転移をしやすい反面、化学療法（抗がん剤の治療）や放射線治療がよく効いて、速やかに縮小するという特徴があります。一年間におおよそ子ども一万人に一人の割合で発症しますので、二十歳までの間に五〇〇人に一人の割合で、何らかの小児がんが発症することになります。

小児がんで最も頻度が高いのは、白血病です。白血病の中でも、急性リンパ性白血病（ＡＬＬ）の頻度が高く、成人の白血病と比較して非常によく治ります（小児では八割程度が治癒）。その他、脳腫瘍、悪性リンパ腫、骨肉腫、神経芽腫、横紋筋肉腫などがあります。

最初に様々な検査で、きちんと診断をつけ、病期（進行度）を判断し、遺伝子など病気の性質をみることが重要です。それにより、最も治りやすく副作用の少ないと考えられる方法で治療を行います。手術・抗がん剤治療・放射線治療を組み合わせたり、なかには、骨髄移植などの造血幹細胞移植を行う人もいます。一人ひとり治療法は異なります。入院期間中にすべての治療が終了する人もいれば、小児期に最も多いＡＬＬのように、退院後も通院で、維持療法として二年前後にわたって内服薬を中心とした治療が続くこともあります。

いろいろな検査を行っても明らかな腫瘍がない状態を「寛解」というように呼びますが、これは完全に病気が治った「治癒」とは異なり、目に見える腫瘍の塊はないけれど、身体の中には腫瘍細胞が残存している状態です。寛解になった後も治療を継続し、治療が終了して三年経つまで寛解を維持している状態になると、「治癒」と判断します。

小児がんの治療の副作用として、骨髄抑制（白血球・赤血球・血小板の産生が減る状態）、脱毛などがみられますが、治療が終了すると改善しますし、外来での維持療法中には軽く副作用がみられる程度です。治療が終了して長期間が経った後、特に乳幼児期に小児がんに罹患した場合など、成長や発達に問題が出てくることもあります。

このように、「小児がん」とひとくくりに考えないで、一人ひとりの状況と治療法を確認し、どのような支援が必要なのか考えることが重要です。

学校生活における問題点とその対応

●病名告知の問題――本人への告知と、他者への告知

小児がんが治らなかった時代には、本人へ病名を知らせることは、ごく一部に限られていました。その後、小児がんの治癒率が上昇したこと、子どもの権利を尊重することに加え、猛スピードで情報化が進んでいることから、子ども自身へ病気をどのように説明するかは、大変重要な課題となりました。

小児がんの治療のためには、長期の入院を必要とすることが多く、痛い注射や連日の内服薬、吐き気や脱毛など、何も説明せずに頑張らせるのは無理なことがたくさんあります。本人の協力を得るためには、子ども自身にその必要性を理解してもらうことが大切になります。

子どもの年齢や理解度に応じた言葉で病態や治療の内容を説明しますが、十歳以上の理解できる子どもには、両親の承諾を得た後に病名まで話すことが多くなりました。自分が悪いことをしたから病気になったのでは？　と考えている子もいるので、病気になったのは誰のせいでもないこと、人間誰でもいつかは病気になるもので、たまたま早く起こってしまったこと、などを同時に話します。個人差はありますが、十歳くらいになると、本人が病名を含めてきちんと理解することができます。とくに、思春期からそれ以降の子どもたちの多くは、受診するまでに自分の身体や病気について、いろいろと考え、調べ、不安を感じています。病名とその治療法を知ることで、安心し、前向きな気持ちになることが多いので、できるだけ早期に説明することが望ましいと考えています。

子どもにすべてを話さなくても、「嘘をつかないこと」は重要です。嘘がわかると信頼関係が築けなくなってしまいます。子どもを一人の人間として尊重し、一方的に話すのではなく、子どもの気持ちや意見を聞きながら説明します。

子どもの場合、病名を聞いたショックよりも、入院期間（それまで通っていた学校に行けない期間）、それまで行っていたスポーツ部活動ができるのか、治療の副作用で髪の毛が抜けること、手術などで失うもの、などに、より大きな心配をすることを多く経験します。

このように、本人には真実を告げて、治療中も治療が終わった後も、しっかりとした信頼関係を築いていくのがよいのですが、社会の認識はまだまだ十分ではありません。小児がんの発症は成人のがんに比べてごくわずかで、情報は社会一般には行き届いていません。加えて、治るようになったのがごく最近であり、多くの大人が子どもだった頃には不治の病だったこともあるでしょう。そのため、友達のお祖父さんお祖母さんから奇異な目で見られたり、進学や就職の際に影響があったり、ということも現時点では存在します。本人が病気のことを知っているからといって、他の誰にでも話してよいわけではありません。本人への告知と、公の告知は異なることをご理解ください。

治療の副作用の問題

小児がんが治るようになった、といっても、何もせずに治るわけではなく、子どもにとって大切な時期に長期の入院による治療を必要とします。前述したように、診断と病期（進行度）により、手術、抗がん剤治療、放射線治療、場合によって造血幹細胞移植を組み合わせた治療を行っていきます。一人ひとり治療の内容は異なりますが、多くの人に共通してみられる抗がん剤の副作用として、骨髄抑制と脱毛があります。

●骨髄への抑制

抗がん剤は増殖しようとしている細胞によく効きます。その作用でがん細胞を死滅させていきますが、同時に正常な状態で身体の中で細胞が増殖を繰り返しているもの、すなわち骨髄の造血細胞、髪の毛・皮膚の細胞にも効いてしまいます。

血液の中には、白血球、赤血球、血小板という細胞がありますが、それぞれが減少します。白血球（特に好中球）が減少することで、感染しやすくなるので、好中球が減少しているときには、感染予防の薬を内服したり、実際に発熱すればすぐに抗生剤の注射を行うことで、乗り越えることができます。赤血球や血小板が減少すると、貧血、出血傾向をきたしますので、検査をしながら輸血を行うことになります。時間の経過で骨髄の造血は回復し、白血球・赤血球・血小板が増えてきます。入院中は強力な治療の後に、著明な骨髄抑制をきたすことが度々ありますが、退院する時点では、問題となるような骨髄抑制をきたすことはほとんどありません。

ただ、ＡＬＬで外来の維持療法継続中の場合、治療効果を上げるため、白血球数は低めにコントロールされています。感染予防のために、日常からマスクやうがい、手洗いなどで自己管理し、状況によってクラス内で感染症が流行している間は学校を休ませていただくこともあります。また、古い建物を取り壊しているところには非常にたくさんの真菌（カビ）が浮遊し、肺炎などの原因になりえますので、できる限り近づかないように指導しています。

予防接種に関しては、原則的に生ワクチンの接種は治療終了までできません。インフルエンザワクチンなどの不活化ワクチンは、本人の免疫の状態を見て行えることもありますので、主治医の先生にご相談ください。

●脱毛

「脱毛」は、女の子のみならず男の子にとっても、大変つらいことです。強力な治療が終わった後に、徐々に生えてきますが、生え揃うまでに時間がかかります。男女ともに、かつらを装着する場合もありますし、帽子やバンダナなどの着用や、人によっては、そのままで、ということもあります（本人の気持ちによって大きく異なります）。

思春期の女子では、水泳のときにかつらを外すことが大きな苦痛となり、水泳ができないこともあります。脱毛がいじめの原因になることもありますので、保護者とよく話して、その子への対策をお願いします。

●その他の副作用

ALLで、ロイケリン（6-MP）という薬剤の内服中は、日焼けをしやすいので、予防が必要です。外での活動時には長袖を着用したり、日焼け止めを塗らせてください。また、造血幹細胞移植後では、日焼けによりGVHDという免疫反応が誘発されることもありますので、炎天下の活動は控えていただくこともあります。保護者と主治医と、よく相談していただくことが必要です。

脳腫瘍では、腫瘍の種類にもよりますが、脳に放射線照射を行うことが多く、年齢と照射の部位や照射量によって、多くは時間が経過したのちに、様々な副作用が出現します。

脳の下垂体からは、たくさんのホルモンが分泌されますが、なかでも一番影響を受けやすいのが成長ホルモンです。成長ホルモンの分泌不全により、身長の伸び方が極端に悪くなる場合があります（適切な時期に、ホルモン補充を行うことができます）。身長が低いことで、本人が自信をなくしたり、いじめの原因になることがあります。

脳全体に照射をした場合、知的障害が出てくることがあります。小学校低学年では目立つほどではなくても、学年が上がって勉強が難しくなるに従って顕著になり、小学校高学年で苦労する場合を多く経験します。そのような場合には、まんべんなく勉強させるのではなく、本人の得意分野・興味があるところを伸ばす、将来役に立つ部分を重点的に勉強させる、などのご配慮をお願いします。場合によっては、特別支援学級・学校などのほうが、本人にとって有用な場合もあります。

学校と医療機関の連携

子どもにとって、学校は生活の大部分を占める大きな存在であり、担任の先生には子どもの一番の理解者であってほしいと願います。そのためには、医療機関との連携も不可欠です。入院直後には、多くの保護者は気持ちが動転していますが、少し落ち着いて保護者から連絡がありましたら、よく話を聞いていただき、可能であれば病院を訪問していただければと思います。

状況がよく理解できない場合、保護者の同意のもとで、担当医と約束して話を聞くこともできます。病気の子どもも、先生の顔を見て、「早く病気を治して、学校に行き、友達と一緒に勉強をしたい」という気持ちになることでしょう。

現在は、小児がん治療病院の多くに院内学級があります。治療中であっても、調子が良い時にはできるだけ勉強の機会を持ち、退院したときにスムーズに元の学校に戻れるようにと考えています。小児がん治療の目標は、病気を治すだけでなく、病気をしたことが重荷にならないようにすることです。「病気を治して戻ってくる」のをみんなで応援していただきたいです。院内学級に籍を移した後も、院内学級の先生と連絡を取り合いながら、戻ってくる子どもとして、クラスの一員と考えてもらえれば、子どもにとって闘病の大きな励みになります。

退院時には、どういう状態での退院か、外来での治療があるのかどうか、免疫状態（感染しやすいのかどうか）、髪の毛、体育の参加など、一人ひとり異なります。病名から、過剰に心配されている場合も多いので、主治医の先生、院内学級の教師から話を聞くとともに、つらい治療を乗り越えて頑張っている子どもとして、尊重していただきたいです。本人へどのように病気の説明がされているかを確認するとともに、周りの人たち（クラスの生徒、他の先生など）にどのように説明するかは、保護者とよく話し合っていただければと思います。

退院したあとも、定期的な病院受診は続きます。修学旅行など特別な行事、本人が楽しみにしているイベントに参加できるように、日程の調整が可能なことも多いので、早めにご相談いただければと思います。

また、小児がんで長期に入院していると、周りは大変心配し、つい甘やかしてしまうことがよくあります。頑張ってきた子どもとして称えることも必要ですが、将来の自立に向けて、自分でできることは自分で行うこと、難しいことも自分で行えるように努力する、どのような手伝いがあれば解決できるか考える、などのことも必要になってきます。厳しさと優しさのバランスが非常に難しいところですが、本人・家族とコミュニケーションを取り合いながらのご理解、ご協力をお願いいたします。

学校と保護者との連携

入院中、保護者と連絡を取り合っていただき、本人・家族が「学校に戻ることを」を目標に頑張っていくのを支えていただきたいと思います。多くの本人・家族は、学級新聞や、励ましの手紙・寄せ書きなどを、大きな励みとされています。ただ、子どもの面会を禁止している病院が多いのと、脱毛など外見上の変化を本人が友達に見せたくない場合もありますので、お見舞いなどは事前に確認してください。また、入院中に卒業・入学がかかる場合、院内学級から一旦地元の学校に籍を戻して、友達と一緒に卒業・入学をする方法もあります。入学試験などをどのように行うかなど、コミュニケーションを取り合うことで、本人・家族の希望に即した選択ができることもたくさんあります。

退院前には、設備面などで整えるべきことがあるかどうかの連絡体制を取り合っていただくこと、本人の状況について疑問点が大きければ、保護者を通して主治医と約束していただくなど、前述したことを参考にしてください。

退院後の外来治療中には、麻疹や水痘などの感染症流行などの情報を家族に伝え、場合によっては休むなどの方法も考えてもらうこともあるでしょう。時間の経過により、その子にとって大切なことの順番も変わってくるので、その都度、連絡を取り合っていただければと思います。

●きょうだい（兄弟姉妹）のこと

小児がんは長期の治療を要することが多いのをご理解いただいたと思いますが、同時に病気の子どものきょうだいにもサポートが必要です。

十歳以上になると、多くの子どもが病気のきょうだいの状況や両親の心配を理解し、自分自身も協力しようと頑張ります。しかし、両親の目が病気の子どもに向けられる状態が長く続くと、きょうだいは非常にさびしい思いをして、家族から取り残されたような気持ちになります。適切な対応がなければ、心身症などにつながる危険があります。病気の子どものことで頭がいっぱいになっているご両親が、そんなきょうだいの状況を把握されていないこともあります。きょうだいにとっても、先生は大切な理解者です。きょうだいの危険な状況を把握されたら、彼らの支援と、保護者に助言をよろしくお願いいたします。

子どものＱＯＬ向上のために

今や、病気を克服して社会で活躍する小児がん経験者はたくさんいます。「病気にならなければ、できたことも多かったはずなのに」と悔やむ一方で、「闘病によりそれまで全く知らなかったことを多く学び、得たものも大きかった」とも言います。病気や治療の影響に加え、長期の闘病期間など、失うものも大きいけれど、その中で得たものも大きいようです。

置かれている状況は、それぞれ異なりますが、その時その時にできることを精いっぱいやっていくこと、自分自身で困難を乗り越えていく力をつけていくことなど、地道な毎日が、自信を取り戻すことに役立ちます。

全国には、小児がんの仲間たちが集まる経験者の会もたくさんありますし、キャンプもあります。仲間がいることを知ることで勇気が生まれ、前向きに頑張っている仲間の姿は、励みや目標になります。

公益財団法人がんの子どもを守る会では、本人のみならず、「きょうだいのキャンプ」も行っています。本人や兄弟の対応の仕方など、相談もできますのでご利用いただければと思います。

（稲田浩子）

Chapter Two　疾患ごとの配慮事項と、学校・家庭での留意点

5 膠原病の子どもの学校生活

膠原《こうげん》病は、医師の間でも〝子どもに膠原病があるの？〟と言われるほど認知度が低い病気です。病気が慢性炎症性疾患であるために発熱や倦怠感が著しく、さらに疾患ごとに関節や筋肉、内臓器が侵される病気なので、病児は生活全体が障碍されることになります。周囲で病児に関わる人は、家族であれ、学校教師であれ、明確に判ってきた病気の実態を理解していただきたいと思います。幸いなことに最近治療法の激変があり、治癒が可能な病気になってきました。ここでは、その経緯についてまとめてみたいと思います。

膠原病とは

「膠原病」は、身体全体の組織、臓器を作りあげている結合組織に病変が起こる病気で、若

年性特発性関節炎、全身性エリテマトーデス、若年性皮膚筋炎などが含まれます。病気の根本の原因は分かっていませんが、病状が現れる直接の原因は二〇〇〇年代に入りだいぶ解明されてきました。それは、「炎症性サイトカイン」と呼ばれるいくつかの生物活性の強いタンパク質が原因であること、そしてその生成システムが明らかになりつつあります。病状は、このサイトカインにより結合組織に長期間にわたり炎症が繰り返し起こるために生じるのです。また、このサイトカインに誘導されて免疫系に異常をきたし、「自己免疫疾患」という病状が付け加わるタイプの膠原病も多くあります。

病気は、炎症を起こす原因と障害を受ける臓器の種類により、診断が異なります。関節が主体の病気を若年性特発性関節炎、全身の結合組織、とくに腎臓に病変が起こる病気を全身性エリテマトーデス、皮膚と筋肉に病変が集中する病気を若年性皮膚筋炎などと呼びます。

●若年性特発性関節炎

若年性特発性関節炎（旧称：若年性関節リウマチ）には、全身型と関節型の二つの型があります。全身型は高熱が持続し発疹が繰り返し現れ、股関節、膝や手関節に強い関節炎が起こります。関節型は、成人の関節リウマチにとてもよく似た疾患で、肩、肘、手関節、膝、足関節、指の小関節などに関節炎が起こり、関節は赤く腫れて、痛みは筆舌に尽くし難く、とくに顎関節や頸椎関節に炎症が生じた場合には食事が摂れなくなり、首を回すこともつらくなります。全身型も関節型も、特に悪化するのが朝目覚めてから午前中で、関節の痛みと身体のだるさ、発熱（微熱はほとんどの病児に出る）などにより、ベッドに身を横たえていることしかできなくなります。幼児期から学童期にかけて、どの年齢の子どもにも発病します。この病気は、炎症性サイトカインが過剰に生成されるために生じることが分かってきました。

●全身性エリテマトーデス

全身性エリテマトーデスは、十歳代から発症する子どもが増え始め、その頻度は女の子が男の子の約一〇倍です。顔面に蝶が羽を広げたような紅斑が生じ、関節痛や筋痛、特有のだるさを訴えますが、疾患の本当の問題は腎炎と中枢神経障害にあります。この病気は、自己免疫疾患の代表とされ、自己の組織を免疫系が攻撃するために生じるとされます。

●若年性皮膚筋炎

若年性皮膚筋炎は、顔面の紅斑、肘・膝の盛り上がった紅斑、指関節の表面の紅斑など独特の発疹で始まります。やがて筋痛や筋力低下のため歩くことができなくなり、小さい子は抱っこを要求するようになり、階段の昇降をいやがり、大きい子どもではペットボトルの開栓ができなくなります。起床のとき、仰向けのままで起き上がることができなくなり、一度うつ伏せになってから両手で身体を持ち上げるようにして起き上がります。微熱もあり、筋力がなくなり、しかも筋肉を使うと痛い。食事も摂れなくなり体重が減ります。

いずれの膠原病も、身体全体を構成する結合組織の炎症ですから、発熱、だるさ、皮膚の発疹を共通に認め、そして疾患ごとに関節、筋肉、腎臓、心臓、肺など諸臓器の病変に伴う症状が加わり、日常生活がひどく侵されてしまう疾患群と考えてよいと思います。

学校生活における問題点と対応

このように膠原病は、言うに言われぬ倦怠感、だるさ、微熱、ときに高熱が続き、若年性特発性関節炎であれば、さらに関節が腫れ、関節痛と関節の動きの制限が加わり、早朝から午前中にかけてもっとも辛い思いをします。若年性皮膚筋炎であれば、筋痛、筋力低下でベッドから起きるのもやっとです。膠原病は、子どもの日常生活全体を破壊する病気です。このような膠原病をもった子どもたちは、小学校高学年以降の年齢に多いこともあり、学校生活をどのように送るかが大きな問題になります。

対処の基本は、〝無理をしない〟ことです。日常の学習についてはいけるのですが、病気が活動期に入ると入院せねばなりません。院内学級で勉強するにしても、やはり勉強に遅れが出ることは否めません。また体育や運動会も辛いものになります。とくにマラソン大会や持久走などは、それでなくともだるさに悩む病気なので、どうしても不参加になってしまいます。一見元気そうに見えても、なかなか難しいのです。しかし友人たちの手前、ついつい頑張りすぎてしまいます。そこで、本人には参加意識をもたせつつ、無理をせず、友人たちには〝自分たちと同じだね〟と思ってもらえるような工夫があるとよいなと思います。

精神的な成長を妨げないように

他方、膠原病の子どもたちは入院の機会も多く、医師、看護師から手厚い医療を日々受けています。ご家族の皆さんも、学校の先生も、病気であるために子どもに対して優しく接しておられます。いずれも当然のことではあるのですが、子どもの成長・発達にとっては問題もあります。子どもは周囲とぶつかり、泣いて考え、それを乗り越えることを繰り返して成長し発達するものです。したがって、膠原病の子どもが大学生になり、社会に出たときに、組織の上下関係の中で戸惑い、人間関係の構築に失敗する例が後を絶ちません。

病気であっても、精神的に成長を遂げるためには、子どものときから周囲が日頃どのような接し方をしていけばよいのか、長期的視野で考えていかねばならないと思います。

学校と医療機関の連携

多くの膠原病の子どもは入退院を繰り返します。入院中は、現在では院内学級の先生方に励ましを受けながら、学習・イベントに参加しています。病棟では、院内学級の先生方と小児科医は、一人ひとりの病状について意見交換を繰り返しています。病児の自立に配慮しながら、院内学級の行事にどのように参加してもらうかを考えています。

入院中はそれでよいのですが、退院後の問題が山積みです。まずは院内学級の先生と地域の学校の担任とがもう少し密接な連携をとればよいと思います。多くの生徒を抱えた学校の先生に対して、膠原病の子どもだけに特別な配慮をお願いするわけにもいきません。しかし、先生だけではなく、同級生も膠原病とその子のもつ問題を理解することで、病気の友人にどのように接すればよいかを考え、弱者に対するよい教育の機会になるはずです。子どもの特質は、なによりも感受性が豊かなことです。また先入観で物事を見ないということです。この議論は、同級生にとっても、一生の宝になるはずです。

子どものＱＯＬの向上

成人した膠原病の方の話を聞く機会がしばしばあります。医師や家族にも知られていなかった子どものこころの問題、どのようなことに傷つき、落ち込み、克服してきたかなど、改めて医療者として教えられることが多々あります。子どもたちは、病気であることを認めたくない時期が相当長く続くもののようです。しかし、さまざまな障害に出合って〝病気であることを意識せざるを得ない状況〟に追い込まれて初めて、病気と向き合うようになります。

これまではステロイドを多量に使用せざるを得ない病気もあり、副作用で肥満、多毛になりました。このような容姿に対して、友人たちからの好奇の目やからかいや、教師の不用意な一言などが、子どもを傷つけていました。また、体調がすぐれなければ学校や体育をしばしば休むことになります。このことに関しても〝さぼりではないか〟と言われ、例外なく落ち込む原因になっています。

学校をめぐる問題は、病気の子どもだけではないと思いますが、病気の子どもたちは病気である分、それだけ感受性が強いと思います。解決の方法は、病気の姿を教師もクラスの子どもも、充分に知ることしかありません。理解すること、そして理解したことを子どもに伝えること、これが病気の子どものQOLを向上させるもっとも確実な方法だと思います。

また、クラスの子どもたちを巻き込んだ〝病気と、病気の子ども〟についての議論は、やがて人はなぜ生きるのか、病気とはなにか、よりよく生きるとはどういうことかなど、より高次の議論に発展させることもできます。

ちょうど十歳のころは「早期思春期」にあたり、大人が思う以上に子どもたちは宇宙的・哲学的な思いを発達させる時期であることは、すでに河合隼雄さんが述べていることです。議論をすることはとても大切です。そしてそれを先導し、形を与えていくことが教師の役割であると思いますが、いかがでしょうか。

保護者との連携

●膠原病という病気の理解

膠原病は、ほとんどの保護者は〝聞いたこともない病気だ〟と言います。専門医にぜひ尋ねていただきたいことは、どんな病気か、病気はどのような経過をとるのか、治療の効果はどの程度期待できるのか、本人と家族、友人や学校の問題についてどのように対応したらよいか、などです。

小児科医だから膠原病のことがよく分かる、というわけではありません。小児科の中では、膠原病の専門医は少人数です。最近では、一般の小児科医が膠原病と診断すると、専門医と連絡をとり、新しい治療を含め相談をし、子どもにもっとも適切な対処法を選択し、治療は地元で行えることが多くなっています。

●膠原病の子どもの闘病を支える

前述のように、膠原病は独特の倦怠感、微熱、だるさを伴います。さらに疾患により臓器ごとの症状が加わります。保護者は、子どもの辛さを充分に分かってあげる努力をすべきです。そして、専門医との会話を通じて、子どもの闘病への支援を行っていきましょう。定時の薬の内服、定期的受診、さらには子どもとしての躾の問題（体調のよいときには家族の仕事をきちんと振り分けるべきです）、早寝早起き、栄養価の高い食事をきちんと食べるなど、すべきことは山ほどあります。膠原病の治療は、子どもを真ん中において専門知識をもった小児科医とご家族とが共同で支え、周囲に教育と成長・発達を促す学校の先生方、看護師や保健師などの専門職種の人々など、みんなで支えることでやっと成立するものなのです。

また、若年性特発性関節炎の子どもをもつ親の会「あすなろ会」では、家族ぐるみで情報の交換を行っています。すでに二十年以上の歴史をもっています。年一回、泊りがけで会を催し、子どもたちの意見発表を聞いたり、多数参加した小児科の膠原病専門医による病気や新規治療のお話など、また医師と家族の個別相談会に多くの時間をとって日頃の心配なことについてざっくばらんに話し合いをしています。このような試みも家族と専門医の連携として大切なことと思われます。

●治療法の画期的な進歩

幸いなことに、最近では薬剤による膠原病の治療法がずいぶんと進歩しました。膠原病は〝不治の病〟と考えられがちでしたが、いまではまったく違います。どの膠原病も、病気の早期から積極的な治療を施すことにより、寛解（薬は使っているが、病気は落ち着いた状態）を維持することができるようになったのです。また、これまではステロイドが唯一の治療薬と考えられ、その副作用で肥満、成長障害、骨粗鬆症、多毛などに悩む場面が多くありましたが、有効な免疫抑制剤が多数開発され、子どもたちもその恩恵に浴するようになりました。専門医にあっては薬剤の使い方に習熟し、世界標準の治療法で病気と闘える時代になりました。

薬剤と治療法の進歩のよい例が、若年性特発性関節炎の治療に、生物学的製剤が導入されたことです。関節症状のみならず、発熱、倦怠感、だるさまでも改善するようになりました。これまでは、一～二年のうちに関節が変形したまま固まり、日常生活の制限が不可避であった病気が、完治するようになったのです。最近十年間の、もっとも画期的な医学上の進歩と言っても過言ではありません。生物学的製剤とは、炎症を起こす個々の炎症性サイトカインの働きをピンポイントで遮断してしまう薬剤のことで、若年性特発性関節炎に対して現在三種類が認可されました。そのうちの一つはわが国で開発されたもので、世界的に脚光を浴びています。また、全身性エリテマトーデスや若年性皮膚筋炎についても、新しい治療研究が進められています。

膠原病は慢性疾患のひとつで、難病でありなかなか完治が難しい病気でしたが、若年性特発性関節炎の例をみても、医学の進歩には著しいものがあります。今後の展開に期待したいと思います。

＊

膠原病は、たいへん複雑な病気です。しかし、最近十年間は医学的には〝膠原病の時代〟と呼んでも差し支えないほど、めざましい進歩がありました。その進歩が画期的な治療法の開発につながったことは特筆すべきことです。膠原病の子どもの学校生活における心配や配慮も、病気が治るようになれば、特段必要のないことになるのです。

しかし、現在はまだ治療も完全とはいえません。私たち膠原病専門医も、治療法のさらなる進歩を希求しています。その間、学校の先生方にもこの子たちのためにこころを砕いていただくよう、お願いいたします。疑問な点があれば、いつでも説明にうかがいます。

（横田俊平）

6 糖尿病の子どもの学校生活

子どもの糖尿病とは

●糖尿病の原因と分類

糖尿病は、その原因によって大きくは「1型」「2型」「その他の特定の機序、疾患によるもの」に分類されます（機序＝しくみ、操作）。子どもでもこの分類があてはまりますが、従来、子どもの糖尿病というと1型と考えられていました。1型糖尿病は、発症年齢が幼児期からのことも珍しくなく、生活習慣やいわゆる遺伝疾患とは直接には関係ありません。膵臓のβ細胞を自分で破壊してしまう自己免疫機序が主な原因です。膵臓からのインスリン分泌が枯渇していく病態が基本となりますので、インスリンの注射によってこれを補います。

注射は、各食事やおやつからの栄養を体に取り込むための食事時の「追加インスリン」といわれるものと、食事の間や夜間に脳や神経・血球などへ一定のブドウ糖（血糖）を供給するため肝臓からのブドウ糖産生の調節役となる「基礎インスリン」が基本となります。つまり、一日数回の注射（頻回注射法）により血糖コントロールは維持され、このような強化インスリン療法の進歩により合併症の進展抑制は急速に改善されてきています。

2型糖尿病は従来、成人糖尿病と思われていましたが、日本では三十年前ほどから思春期での発症増加が認められ、肥満との関連が指摘されています。その発症の要因は、インスリン抵抗性（インスリンの効果が出にくくなること）の増大と、それを代償する（補う）ためのインスリン分泌の増加が破綻をきたすことにあります。

●発症のリスク

人種的にも発症のリスクは異なります。欧米白人では1型糖尿病の発症リスクは日本人の一〇～三〇倍と高いのですが、2型糖尿病は近年肥満の増大が社会現象となって小児・思春期でも発症が増加しています。一方、日本人やアジア人はそれほど肥満が強くなくても、思春期での2型糖尿病が見られます。つまり、日本人ではインスリンの分泌能が人種的に小さいので、小太り程度の肥満でもリスクとなるのです。思春期２型糖尿病の二〜三割は非肥満であることに注意が必要です。

また、インスリン抵抗性の増大は、肥満ばかりではありません。思春期は成長するための成長ホルモンの分泌が増えますが、このホルモンはインスリン抵抗性を生理的に作ることになるため、２型糖尿病はほとんど思春期以降に発症します。日本人では思春期の糖尿病は、１型より２型糖尿病のほうが発症率は高いといわれています。

思春期２型糖尿病は、その両親および祖父母の半数以上に糖尿病の家族歴があります。しかし、特定の遺伝子が成因であることは稀で、生活習慣を含めた環境因子も発症リスクに関連する、多因子疾患です。最近は、出生時体重が二五〇〇グラム未満の子どもが年々増加していきます。この低出生体重児は将来、２型糖尿病も含めた生活習慣病になりやすいことも分かってきています。子宮内の胎児環境と出生後の環境の相違が、生活習慣病に関連する遺伝子が後天的に変化してしまうためとも考えられています。また、四〇〇〇グラム以上の高出生体重児も将来の発症リスクは高いです。

このように２型糖尿病の発症には、肥満をはじめとするインスリン抵抗性の増大がありますので、肥満の解消にむけた食事・運動療法が指導の基本になります。２型糖尿病となると、心臓・血管病変進展のリスクが高まりますので、肥満がなくても食事・運動療法は重要です。

一方、日本人は肥満であっても基本的にインスリン分泌の代償機能は少ないので、血糖コントロールに薬物療法が必要となることも多いのです。現実に思春期発症2型糖尿病の予後は1型糖尿病に比べ良くないことが知られ、網膜症、腎症など糖尿病性慢性合併症が三十歳台などの若年成人で既に顕在化し、社会・経済生活に支障をきたしてしまっている場合も少なくありません。

つまり、自覚症状がないことの多い2型糖尿病では、いたずらに食事・運動療法にこだわらずに、血糖コントロールが不十分であれば積極的な薬物療法の導入も必要となります。

学校生活における問題点とその対応

●1型糖尿病の場合

1型糖尿病においては、インスリン注射が最も子どもたちを悩ます問題です。ひんぱんな回数によるインスリン注射による強化療法が将来の合併症予防に明らかに効果があることが分かっていますので、学校での受け入れ体制の不備によるインスリン注射の回避は望ましくありません。インスリン注射量の設定は、最近「カーボカウント」という方法により決めることが多くなっています。これは食事内容における糖質（カーボ）量に応じたインスリン量の比によって、各食事での超速効型インスリンの注射量を決めるのです。したがって、給食の内容はカロリーのみならず、糖質量も予め家庭に知らされていることが必要になります。

年少児では、インスリン注射が自分でできないこともありますし、注射量の決定も難しいこともあります。そこで、昼間に注射をしない方法を選ぶことも、家族や本人の希望なら仕方ありません。インスリン注射回数や製剤の選択の権利は、本人と保護者にあります。裏返せば、将来を見すえた治療法の的確な選択へ導いてあげられるかは、医療側の科学的根拠に基づいた情報の提供と、学校での積極的対応にかかっています。

最近は超速効型インスリンのみを使って、ポンプを携帯してもらう「持続皮下インスリン注入療法（ＣＳＩＩ）」が年少者にも導入されてきています。食事・間食での頻回注射はかなり負担ですので、三日に一回程度皮下（腹部、臀部、大腿が多い）にカニューレ（管）を刺し入れます。食事追加インスリンも基礎インスリンもすべて、ポンプを操作してこのカニューレから投与されますので、一日数回の自己注射の必要はなくなります。いろいろな投与法をプログラムすることができますので、昼食時インスリンへの対応を家庭で設定しておくこともあります。当然、ポンプの携帯による不便も予測されますが、子どものたちの対応と受け入れは頻回注射（一日に何度か注射をする）に優るものがあります。

以上のように、学校でのインスリン注射は必須と考えるべきであり、注射をする場所の選択がしばしば問題となります。本人の了解が得られれば、教室内やどこでも注射に問題はありません。ある程度の遮蔽は必要かもしれませんが、トイレに入って注射をする子どもが多いのは改善すべき課題の一つです。また、保健室にわざわざ出向くことも少なくありませんが、その必要性は少ないと思われます。インスリン注射さえできれば、1型糖尿病の子どもに何ら学校生活への制限はありません。友達に理解を得られる状況を学校が提供できるか否かは、本人のQOL向上の基本となると考えられます。

●2型糖尿病の場合

2型糖尿病への学校における問題は、家庭・社会における背景も考慮する必要があり、複雑です。特に肥満を伴う子どもたちは、糖尿病の診断の前に、身体・精神的な問題を抱えていることも少なくありません。つまり、生活習慣病となる本人の成育歴の上に糖尿病が診断され、また多くの場合、明確な自覚症状を欠いていることが多いのです。特に、学校健診における尿糖スクリーニングにおいては、糖尿病診断までとその後の療養の手引きに対する事後処置が大変曖昧なままとなっています。糖尿病のレッテルを貼られ、さらに肥満であるのは本人の生活習慣、家族の教育が悪いとしかとらえられていない場合が少なくありません。不登校・ひきこもり、いじめ、片親、低収入家庭、糖尿病の家族歴など、糖尿病診断前にすでにこういった問題を抱えていることは稀でありません。

また2型糖尿病は、自覚症状が少ないため、医療機関への継続的受診を中断してしまうことも少なくありません。特に肥満２型糖尿病の診断当初は、食事および運動の療養指導のみでも血糖コントロールは一見正常化することも少なくありません。しかし、年余にわたって安定することは少なく、寛解（完全治癒ではないが、服薬や療養によって症状が軽減または消失すること）したと錯覚したりして、その後の治療にむしろ難渋することもあります。継続的な受診と、解決すべき問題点と目標を明確にしてあげる必要があります。継続受診には、本人および家族への治療意欲への励ましが必須です。

学校と医療機関の連携

●1型糖尿病の場合

1型糖尿病における学校との連携で最も気になるのが、低血糖への対処です。低血糖になると本人自身で自分がどんな状況か判断できなくなり、また時には痙攣または意識喪失に至ることもあります。しかし、重症に見えてもほとんどの場合、回復させることができます。つまり、ブドウ糖、ペットシュガーなどを携帯または保管場所を決めておいて、それを無理やり口に押し込めば、意識がなくても自然に飲みこみます。また、交感神経が亢進（高ぶり進む）し、糖新生（肝臓で筋肉からのアミノ酸などからブドウ糖を新たに作ること）も回復してきます。ジュースなどは投与しやすいですが、血糖回復には時間がかかります。当然、重症なら近くの学校医やかかりつけ医でブドウ糖の注射やグルカゴン注射をできる体制を話し合っておくこともよいでしょう。

一方、低血糖は多くが自覚できます。体のだるさ、ふるえ、イラつき、冷や汗、動悸、目のかすみ、空腹感、注意力低下、顔面蒼白などです。本人が低血糖と感じたら、自分でブドウ糖、ペットシュガーなどを摂取できる環境を教師や友達に作っておいてもらえることが必要です。登下校、特に昼の給食がない日やクラブ活動後など低血糖になりやすい場合を考え、友達に低血糖の症状を知っておいてもらうと安心です。

さらに、遠足など運動が長時間になるときは低血糖になりやすいので、予め投与するインスリン量を減らしておく必要があります。また、低血糖を防ぐため糖質を主としたおにぎりやクッキーなどを繰り返し摂取する必要があることも周知しておいてほしいことです。

また、年少者や糖尿病になって間もない時期は、自分で低血糖かどうか分からないこともあります。１型糖尿病では血糖を自分で測ることができます。この血糖自己測定を学校でもできるようにしておければ、療養体制はさらに充実するでしょう。ただし、低血糖を疑ったら、いたずらに血糖自己測定にこだわらず、ブドウ糖などを摂取してしまって構いません。

●2型糖尿病の場合

２型糖尿病については、継続受診と治療の遵守が予後改善の軸となります。社会・学校・家庭での課題をもつことが少なくないので、生活習慣が是正できないことを非難することは、かえって療養継続の意欲をなくさせてしまいます。継続受診ができているか、学校でも食事療法・服薬が遵守できているか、励ますことの環境整備が必須です。また、肥満者では体重管理（日々の体重測定の励行）は生活習慣の改善の重要なカギになっています。一方、2型糖尿病でもインスリン注射が必要なことはあるので、1型糖尿病に準じた連携も必要です。

2型糖尿病の発症リスクのひとつに、母体の痩せと妊娠中の至適体重増加の不良が問題となっています。これは、学校保健教育における課題です。ここ数年の学校保健統計では肥満児の増加抑制または軽度減少が認められてきていますが、肥満のみにとらわれず、小児メタボリックシンドロームをきちんと日本的意義を見据えて再検討すべきと考えています。

保護者との連携

●1型糖尿病の場合

1型糖尿病での発症時の不安は、本人および保護者にとって大変衝撃となります。学校生活を無事過ごせるかという心配をいかに受け止めてあげるかで、その後の療養の充実に大きな違いが出ます。将来を見据えた自己管理の習熟を見守る体制について、本人、保護者、学校および医療関係者間で話し合えれば、現在のインスリン治療は学校生活や社会生活に応じた対応を

表●「糖尿病患児の治療・緊急連絡法等の連絡表」

「糖尿病患児の治療・緊急連絡法等の連絡表」

学校名　　　　　　　　　　　　　　年　　組　　　　　記載日　平成　　　年　　　月　　　日

医療機関

氏名　　　　　　　　　　　　　　　男・女　　　　　医師名　　　　　　　　　　　　　　印

生年月日　昭和・平成　　年　　月　　日　　　　　電話番号

要管理者の現在の治療内容・緊急連絡法

診断名　　①1型（インスリン依存型）糖尿病　②２型（インスリン非依存型）糖尿病

現在の治療　１．インスリン注射：　１日　回　　　昼食前の学校での注射　（有・無）

学校での自己血糖値測定　（有・無）

２．経口血糖降下薬：薬品名（　　　　　　）学校での服用　（有・無）

３．食事・運動療法のみ

４．受診回数　　　　　　　回／月

緊急連絡先　保護者　氏名　　　　　　　　　　　自宅　TEL

勤務先（会社名　　　　　　　　　　TEL　　　　　　　　）

主治医　氏名　　　　　　　施設名　　　　　　　TEL

学校生活一般：基本的には健常児と同じ学校生活が可能である

１．食事に関する注意

学校給食　　　　①制限なし　②お代わりなし　③その他（　　　　　　　　　　）

宿泊学習の食事　①制限なし　②お代わりなし　③その他（　　　　　　　　　　）

補食　　　　　　①定時に（　　時　食品名　　　　　　　　　　　　　　　）

②必要なときのみ（どういうとき　　　　　　　　　　　　　　　　）

（食品名　　　　　　　　　　　　　　）

③必要なし

２．日常の体育活動・運動部活動について

「日本学校保健会　学校生活管理指導表」を参照のこと

３．学校行事（宿泊学習、修学旅行など）への参加及びその身体活動

「日本学校保健会　学校生活管理指導表」を参照のこと

４．その他の注意事項

低血糖が起こったときの対応*

程度	症状	対応
軽度	空腹感、いらいら、手がふるえる	グルコース錠２個　(40kcal =0.5単位分。入手できなければ、スティックシュガー10g)
中程度	黙り込む、冷汗・蒼白、異常行動	グルコース錠２個（あるいは、スティックシュガー10g）さらに多糖類を40～80kcal（0.5～１単位分）食べる。（ビスケットやクッキーなら２～３枚、食パンなら１/２枚、小さいおにぎり１つなど）上記補助食を食べた後、保健室で休養させ経過観察する。
高度	意識障害、けいれんなど	保護者・主治医に緊急連絡し、救急車にて主治医または近くの病院に転送する。救急車を待つ間、砂糖などを口内の頬粘膜になすりつける

*軽度であっても低血糖が起こったときは、保護者・主治医に連絡することが望ましい。

（日本学校保健会の提供による）

可能としています。インスリンを注射するから何を食べてはいけない、低血糖が起こるかもしれないから何ができない、ということはありません。インスリンさえ適切に投与できれば、他に何も制限は必要ありません。

年少時に発症した1型糖尿病における問題のひとつに、自立の遅れがあります。インスリン投与量の設定や注射に保護者の介助を必要としていた子どもにとって、昼食への対応や補食についての自立には学校側との連携は不可欠です。いつまでも保育園、幼稚園、学校へ家族が出向くのは、子どもの自立にとっても不自然ですし、友人関係の促進に妨げとなります。

1型糖尿病においては、糖尿病キャンプが全国的に各地で開催されており、年少者への自立支援、自己血糖測定、自己注射、さらに1型糖尿病の仲間作りが企画されています。1型糖尿病の年少者もこのような環境の中にいると、自立はそんなに難しいことではないことが観察されます。学校関係者も過度に防衛的にならず、また家族も過度に保護的または学校への過度の期待を前提としないでも、子どもたちは常に自立の用意があると考えられます。

●2型糖尿病の場合

2型糖尿病ではやはり、本人および家族全体への支援体制を、学校のみならず社会の問題として考える必要があります。小児慢性特定疾患支援事業のなかに糖尿病は含まれますが、２型糖尿病については薬物療法を受けていることが前提になり、支援の体制が不十分になりがちなことは否めません。生活習慣の是正が必要な場合、その家族内では解決できない問題も少なくありません。２型糖尿病については、キャンプのような療養指導の場も少なく、経済的負担からキャンプのような場が企画されても参加は容易ではありません。また、単なる肥満防止キャンペーンでは、現実の２型糖尿病の子どもへの支援としては不十分です。小児科医、内科医、糖尿病・内分泌専門医が今後さらに真剣に取り組むべき時期にきているようです。

子どものＱＯＬ向上のために

糖尿病の子どもたちおよび保護者のＱＯＬを同年齢の非糖尿病の子どもと比較した研究がなされています。詳細は報告書を参考にしてください。日本でのその報告の内容から、筆者が感じていることを若干述べます。

１型糖尿病の子どもたちのＱＯＬは、子どもも保護者も総じて悪くないとされています。前述してきたように、１型糖尿病の少ない日本では、欧米に比べ社会・学校での理解が乏しいぶん、保護者が懸命に支援体制を連携して構築していると思われます。また、全国各地での糖尿病サマーキャンプも日本糖尿病協会が中心となって行われるようになり、財政的支援もある程度あります。キャンプの運営も医療関係者から保護者主体になりつつあり、キャンプ参加の経験のある青年たちがキャンプの運営に協力している姿が多くなりました。

しかし、欧米のように1型糖尿病の子どもが周囲に多くいる社会でのＱＯＬに較べて、日本では決して満足がいくものとしては報告されていません。ここには、血糖コントロールを改善する様々な特徴をもつインスリン製剤の開発やポンプや人工膵臓などの治療技術の向上のみでは解決できない病児および保護者の苦悩が存在し、ＱＯＬの改善にはまだ遠いことを意味していると考えます。そして、日本におけるＱＯＬの見かけ上の満足は、やはり子どもたちの自立に対し、われわれ医療者、社会、学校、保護者、本人に未熟な面が残されている裏返しかもしれないと考えています。

国際的にも、ＱＯＬの向上をめざした取り組みが国際糖尿病連合（ＩＤＦ）と国際小児・思春期糖尿病学会（ISPAD）において DAWN YOUTH（DAWN: Diabetes Attitudes, Wishes and Needs）として行われており、日本からも参加して意見交換がなされています。また、肥満の増加と小児2型糖尿病の増加は「パンデミック」（世界的な流行病）として注目を浴びている世界的な課題です。共通の認識はありますが、この子どもたちのＱＯＬの低さは、経済格差の広がりとも関連があり、容易に改善の道は拓かれないと思われます。糖尿病と貧困の再生産に陥らないよう、世代を超えてライフサイクルのどの時点でも有効な介入が求められます。

糖尿病は、１型であれ２型であれ、早期の血糖管理がその後十数年にわたっての合併症進展に影響することが分かってきました。このような早期血糖管理の遠隔効果をそれぞれ、「メタボリック・メモリー」および「遺産効果（legacy effect）」といいます。残された人生を糖尿病と付き合っていかねばならない小児・思春期発症糖尿病をもつ子どもたちへの支援は、本人、家族のみならず、学校・社会全体が果たす役割が大きいのです。

［文献・資料］
1)日本小児内分泌学会糖尿病委員会編『こどもの１型糖尿病ガイドブック――患児とその家族のために』文光堂、二〇〇七年
2)日本糖尿病学会（編）『小児・思春期糖尿病管理の手びき 改訂第3版――コンセンサス・ガイドライン』南江堂、二〇一一年
3)雨宮伸「新時代の糖尿病学（３）：小児糖尿病患者・家族への教育」、『日本臨床』66：suppl7, 二〇〇八年、四九七―五〇一頁

4)「国際思春期糖尿病学会臨床診療コンセンサスガイドライン 2006-2008（日本語訳）」日本小児内分泌学会ホームページ　http://jspe.umin.jp/（ガイドライン）

（雨宮　伸）

7 血友病の子どもの学校生活

血友病とはどんな病気か

近年、血友病の治療が飛躍的に進歩し、適切な治療を早期から開始することにより、幼稚園、保育所や学校において他の子どもたちと同様の活動をすることができるようになっています。しかしながら、本疾患に関する誤った知識や対応が、血友病の子どもたちのＱＯＬを低下させている場合もあるのが現状です。

●血友病の発症因子

血友病は、十数種ある血液凝固因子のうちの第Ⅷ因子あるいは第Ⅸ因子が生まれつき欠乏するために、幼少期から出血症状を反復する、最も重篤な先天性出血性疾患です。第Ⅷ因子の欠乏症が血友病A、第Ⅸ因子の欠乏症が血友病Bです。わが国の実態調査では約五〇〇〇人の患者さんが確認されていますが、諸外国の統計から考えると実際は一万人近くいるものと思われます。血友病Aと血友病Bの比率は五対一です。

第Ⅷ因子や第Ⅸ因子の遺伝子はX染色体に存在しており、血友病はX連鎖劣性遺伝形式をとります。したがって、男子に発症し、異常X染色体を持っている女性は保因者となります。十九世紀に栄えた英国王朝のビクトリア女王が血友病B保因者であり、血友病の素因が政略結婚とともにヨーロッパ全土に広がった話は有名で、そのため血友病は今も〝Royal disease〟と称されています。

血友病の主な症状

血友病の出血症状の重症度は、第Ⅷ因子あるいは第Ⅸ因子の凝固因子レベルと関係します。凝固因子レベルが一％未満の欠損タイプを重症、一～五％を中等症、五％超を軽症と分類します。予防的治療を実施していない場合、一般に重症例では週に一回以上の頻度で出血症状が出現しますが、中等症では一～数カ月に一回と激減します。軽症では、成人になって外科手術の検査のときに初めて見つかる場合もあります。

血友病の出血症状は、皮膚、関節、筋肉、粘膜など、あらゆる部位に現れます。治療上で最も重要な出血症状は、関節内出血です。関節内で出血すると、違和感や不快感の前兆に始まり、関節は腫脹し、疼痛を伴い（図1）、その関節の動きは著しく制限されます。したがって、関節内出血が出現すると、日常生活の活動性は著しく低下します。小児では、足、膝、肘、肩関節に多く現れます。

早期に治療をすると疼痛は数日以内で消失しますが、腫脹や関節運動障害は数日から一週間持続する場合が多いです。出血を反復すると、関節内に血液が貯留し、徐々に滑膜炎をきたします。進行すると、関節軟骨や骨が変性・破壊され、永続的な関節障害をきたします。これは、血友病性関節症として知られているもので、この関節症の発症や進展を防ぐことは、現代の血友病治療の重要な課題と

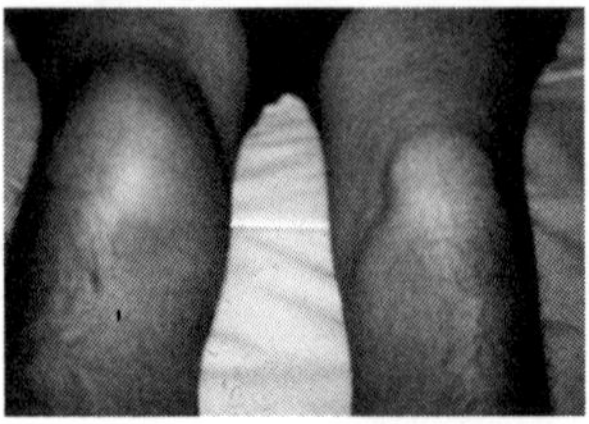

○関節部の疼痛・腫脹・熱感
○関節可動制限、動きが不自然、使いたがらない・かばう
○圧痛
○左右の関節の大きさが違う

図１●血友病の急性関節内出血

なっています。

幼児や学童時期に多い他の出血症状は、筋肉内出血です。筋肉内出血では疼痛や運動制限が激しくなります。皮下出血は最も発生頻度の高い出血症状ですが、疼痛や運動障害などの症状を伴わない場合は止血治療の対象にはなりません。暗紫色の紫斑を呈し、皮下血腫であるしこりを伴うことが多くみられます。

その他、口腔内出血や血尿もよくみられます。生命の危険を伴う重篤な出血症状としては、最も多いのが頭蓋内出血です。これは、軽微な打撲でも発症します。外傷後すぐに症状が出ず、時間経過とともに頭痛、嘔吐、意識障害をきたす場合が多いです。また、腹部、頸部や胸部の出血も重篤な出血症状として認識すべきです。

血友病の治療

血友病の治療は、出血時ごとのオンデマンド止血治療と、出血を予防する定期的補充療法に大別されます。

●オンデマンド止血治療

出血時に、第Ⅷ因子あるいは第Ⅸ因子製剤を経静脈に注射します。凝固因子製剤には、献血血漿から純化された血漿由来製剤と、遺伝子工学的に産生された遺伝子組み換え型製剤があります。小児では後者が使用される場合が多いです。

●定期補充療法

近年、特に小児の血友病治療は、出血時の止血治療から、出血を予防する定期補充療法へと変わりつつあります。血友病Aでは週に二〜三回、血友病Bでは週に二回のペースで製剤を定期的に投与すると、出血症状は激減します。最近の報告では、小児期に早期に定期補充療法を実施すると、関節症の発症や進行を防げることも明らかにされています。わが国では、十歳までの半数以上の子どもたちが、定期補充療法を実施しています。家庭内での製剤投与が認められているので、十歳以上になると自分で投与できるようになります。

この定期補充療法の普及により、通常の血友病の出血頻度は激減しており、学校などでのスポーツやクラブ活動も、他の子どもたちと同様に実施できるようになっています。海外では、プロスポーツの選手として活躍している例もあるほどです。

インヒビター（抗体）の発生

頻繁な回数の製剤投与により、製剤中の第Ⅷ因子あるいは第Ⅸ因子を非自己と認識して抗体を発生する場合があります。この抗体は「インヒビター」と呼ばれます。インヒビター陽性例（インヒビターが発生した例）には通常の凝固因子製剤が無効であることが多く、バイパス止血治療製剤が使用されます。インヒビターが長期にわたり持続する症例の場合、止血管理はきわめて困難です。近年、第Ⅷ因子あるいは第Ⅸ因子製剤を反復投与することにより、インヒビターを消失させる免疫寛容導入療法も普及しつつあります。

学校生活における問題点とその対応

●出血時の対応

血友病の場合は、急激な出血はまれで、多くはじわっと出てくるタイプの出血です。そして、明らかな外傷がなく軽微な打撲でも、出血をきたすことがあります。また、外表に現れる紫斑、

表１●出血時の対応

1．外傷、打撲の有無、時間、内容の確認
2．出血部位、出血量の確認…………関節？　筋肉？　皮下？
3．出血部位の運動障害、関節の可動制限の確認
4．全身状態の観察…………顔色、意識レベル、発熱
5．親への連絡、病院受診
6．製剤投与：学校、自宅、病院

表２●関節内出血時の処置（RICE）

Rest：安静		
Icing：患部を冷却する	冷湿布・氷嚢・アイスノンの冷却、冷やしすぎない	
Compression：圧迫する		
Elevation：挙上する	出血部位を心臓より高くする	

口腔内出血や鼻出血を除いて、多くは関節・筋肉内などに代表される深部内出血です（表１）。

また近年、学童期の血友病を有する子どもたちの過半数は、定期補充を実施しているために、大部分の出血は予防できています。しかしながら、定期補充を実施していない児童は、外傷時は凝固因子製剤の早期投与が望まれます。

頭部打撲の場合、受傷三～四時間内に製剤を投与すると頭蓋内出血を予防できることが知られています。受傷時は、外傷部位の確認とともに、明らかな紫斑が見られなくても、外

傷部位の運動障害がないかを確認します。また、出血部位に対する対応は、冷却、固定および挙上が三大原則です（表2）。特に足関節内出血を反復する場合は、装具の使用が有効なこともあります。

●救急搬送のタイミング

頭部、腹部、胸部および頸部を打撲した場合は、特に慎重な対応が必要です。また、外傷などで外科的処置が必要な場合は、処置前に製剤の投与が必須となります。したがって、製剤が投与できる搬送先をあらかじめ決めておくことが必要です。また、筋肉注射は、後に筋肉内出血をきたすので避けなければなりません。

●体育や校外学習の対応

血友病の子どもたちにとって運動はきわめて重要です。運動をおこたると、筋肉や骨が委縮し、結果的に関節や筋肉内出血を起こしやすくなるからです。出血の出現を心配するあまり、体育は終始見学させている例がいまだにみられます。従来の血友病の治療は、出血時の対応が主体であったために、必然的に運動制限が必要でした。しかしながら、現在、特に小児領域では、製剤の定期補充による予防的治療が主体となっているので、学校での対応は大きく変わってきています。

出血を予防するためには、週に二～三回製剤を投与する必要があります。したがって、投与日は、なるべく体育のある日に合わせることが望ましいです。体育会、遠足などの通常より運動量や活動量が高くなることが予想される場合も、その当日に製剤を投与することが勧められます。このようにしておくと、学校での通常の体育はほとんど参加することが可能になります（表3）。ただし、サッカーのヘディング、剣道、柔道、空手などの武芸やレスリングなどの試合は一般に勧められません（表3・表4）。マラソン大会も予防投与していれば問題ありません。

運動開始にあたっては、しっかりと準備運動をさせましょう。また、靴のサイズはなるべくぴったりで、クッションのきいたタイプにしてください。関節を保護するためです。校外学習も当日に予防投与していれば参加できます。修学旅行など数泊以上する場合には、旅行中に製剤の投与をする必要がありますので、あらかじめいつどこで注射するかについて事前に家族と相談しておきましょう。

表3●血友病患者のスポーツ

○カテゴリー1：多くの血友病患者に安全に勧められる
水泳、ウオーキング、ゴルフ、弓道、セイリング、卓球

○カテゴリー2：十分な準備をして行えば多くの血友病者にとって、利点がリスクより優れる
野球、バスケットボール、ボウリング、クロスカントリースキー、サイクリング、フリスビー、アイススケート、ジョギング、ローラースケート、サッカー、テニス、バドミントン、バレーボール、ウインドサーフィン

○カテゴリー3：リスクが利点より高く、勧められない
ボクシング、ゲレンデスキー、アメリカンフットボール、乗馬、アイスホッケー、ロッククライミング、ラグビー、スケートボード、スノーボード、水上スキー、自転車レース、相撲、空手、柔道、剣道、器械体操、ハンググライダー

表4●運動における全般的注意点

○適切な運動は骨格筋の維持に重要で、出血を予防できる。
○準備運動をしっかりとする。
○当日の出血の有無を確認する。
○**マラソン**：原則的に推奨するが、準備運動を十分に行う。マラソン大会などの場合、心配なら予防投与を行う。
○**格闘技**：原則的に勧められないが、実施する際は、
・剣道：試合は禁止。
・柔道・空手：受け身や型の練習は可能であるが、試合は禁止。
○**なわとび・跳び箱・サッカー**：足関節の出血が多い子どもには勧められない。
○**野球**：接触プレーに注意。ヘルメット使用。
○**鉄棒**：転落時注意。

●心理的支援

出血がないときには他の児童と全く同様に学校生活を送ることができますが、いったん、関節や筋肉内出血をきたすと、安静を強いられます。さらに、定期的に自宅や通院での静脈注射をしているので、本人や家族の心理的・身体的負担はきわめて大きいです。また、重度の関節障害を有する児童は、しばしば治療のために学校を欠席せざるを得ません。このような背景を学校側も十分理解する必要があります。

また、血友病についての誤った認識や過度の対応が、結果的に血友病の子どもたちを差別化する危険性もあります。現在の血友病治療製剤はきわめて安全性が高く、ＨＩＶや肝炎などの発生例はありません。他の児童に誤った知識を伝えてはいけません。

医療機関との連携

血友病の児童がいたら、病状（重症度、関節の状態）、治療内容（特に定期補充の実施の有無）、緊急時の対応などについてなるべく主治医と面談していただきたいです。学校での子どもたちの様子が、医療サイドにも重要な情報となります。血友病といっても、重症度も、関節の状態も、病児によってまちまちです。特に体育については、運動の内容についてもあらかじめ医療機関と相談することが望ましいです。学校における対応について種々のパンフレットも発行されており、病院で入手することができます。また面談は、なるべく、担任だけではなく養護教諭にも同席していただきたいです。主治医を通じて、血友病について正しく理解することが、きわめて重要です。職員全体で情報交換できるような体制も必要です。

保護者との連携

保護者に、血友病の病状や治療内容、血友病に関する理解度について確認します。外傷時の連絡体制や、主治医およびその医療機関についてもしっかりと確認しておきましょう。修学旅行や校外学習では、その日程や場所に応じて、万一の受診時の医療機関を決めておきます。また、母親は保因者である場合も多く、その心理的負担を理解する必要もあります。

子どものＱＯＬ向上のために教師ができること

血友病の子どもたちは、幼少期から出血症状や頻回の注射や入院治療に起因する心理的・身体的苦痛と闘っています。また、十歳以上になると自己注射の練習も必要となってきます。自分が血友病であることで、他生徒との疎外感を持ち、学校生活において非常にネガティブになっている場合もあります。

また、血友病に対する理解も不十分で、なぜ出血しやすいのか、注射が必要なのか、出血時、体育は見学しなければならないのかなど、様々な疑問を抱えています。特に、学童期は理解が高まる時期であり、血友病を正しく理解し、必要な治療をしっかり頑張って他の子どもたちと同じような活動を目指すことができるという、ポジティブな自立心をはぐくむきわめて重要な時期でもあります。したがって、血友病の子どもたちのＱＯＬが向上するか否かは、教師の指導や支援にかかっているといえるのです。

まず、先生方に血友病を正しく理解していただくことが重要です。さらに、担任のみならず、養護教諭、体育担当、学年主任の先生方がチームになって学校での指導内容や緊急時の対応について方針を決めること、他の生徒たちと差別しないことをお願いしたいです。血友病に関する学校の先生向けの資料もありますので、これらも利用してください。

血友病の子どもや親を支援するためには、診療、教育、行政の三者がそれぞれ連携して進める必要があります（図2）。医療側では、小児科、内科、血液内科、整形外科、口腔外科などの連携、看護師やリハビリ訓練士との連携、かかりつけの医師と血友病の専門施設との連携が必要です。医療費や福祉教育面においては、国、都道府県や市町村の行政とのかかわりも必須です。また、患者会や親の会も支援活動を実施しています。それぞれの方向性が一致することで、初めて血友病の子ど

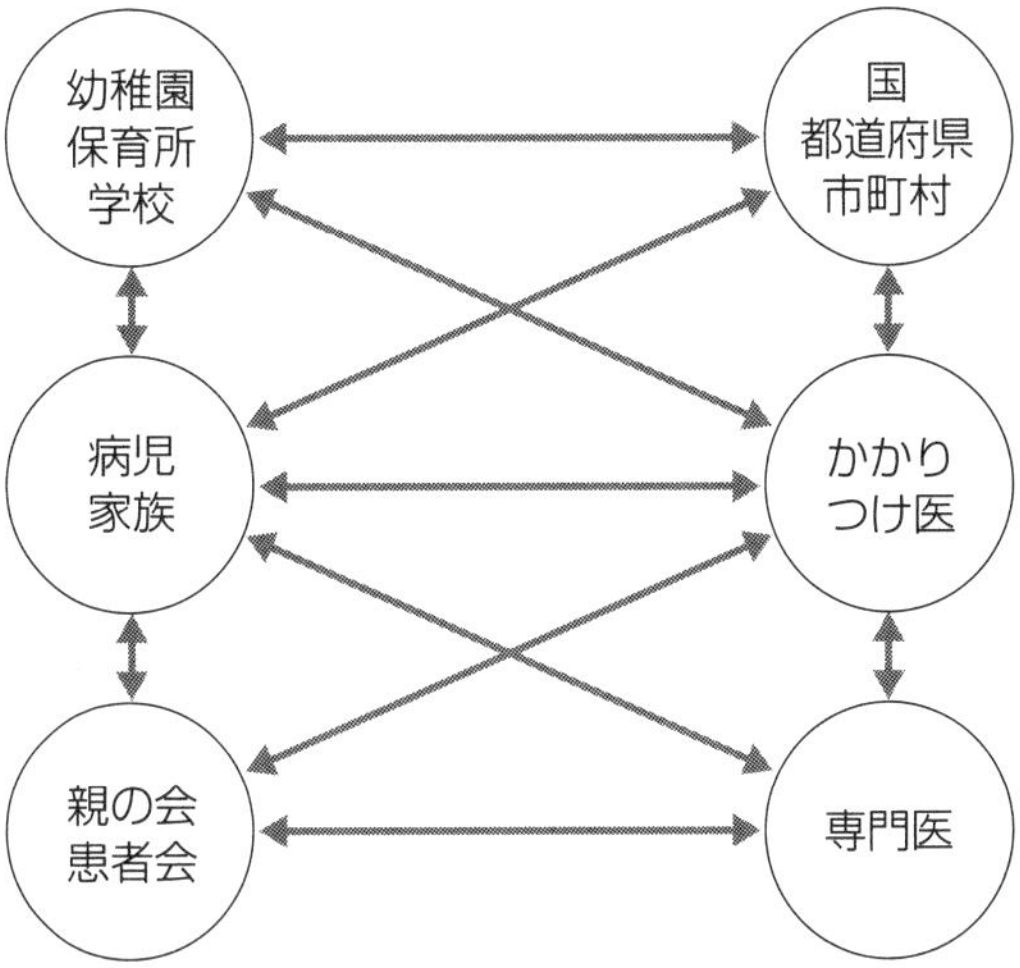

図2●診療連携

もたちのＱＯＬが向上します。

＊

血友病は怖い病気というイメージが先行して、幼稚園や学校での対応に躊躇されることも多いと思われますが、両親や主治医とよく連絡を取り合って連携をはかれば、解決できることが多くあります。血友病を正しく理解し、子どもたちや家族が抱える心理的身体的なストレスに十分配慮して、他の子どもたちと同じように教育し、学校生活を支援していただくことをお願いします。

（嶋　緑倫）

Chapter Two
疾患ごとの配慮事項と、学校・家庭での留意点

8 頭痛に悩む子どもの学校生活

子どもと頭痛

小児における頭痛に関する研究はまだ乏しいのが実情です。二次性頭痛（脳腫瘍、脳血管障害などに伴う頭痛）は、ＣＴ、ＭＲＩなどの画像診断が有用ですが、圧倒的に多い一次性頭痛（片頭痛、緊張型頭痛など）では、ＣＴ、ＭＲＩなどの画像は正常であり、問診のみが診断の情報となるのです。

ところが、小児ではまだ表現力が乏しく、問診にて正確な症状が把握しづらいこと、また片頭痛のように成人とでは臨床症状が異なり、その差異についてもまだ文献などが乏しいことなどの理由で診断に困窮することも多いのが実情です。しかし、片頭痛の場合には成人に比較し

て病像が異なるとはいえ、一定の特徴の共通性がありますので、それをきちんと把握することが大切で、周囲の人が気づいてあげる必要があると思います。さらに片頭痛以外の頭痛に関しては研究結果がもっと乏しいのが現状ですが、概要について一定の知識を持っていないと、なかなか頭痛を持っている小児に対応してあげられないのです。

ここでは主に片頭痛について述べますが、併せて他のありがちな頭痛についてもふれることにします。

小児片頭痛の概要

成人の片頭痛の特徴から、片側であること、拍動感のある痛みであることを考えがちですが、小児の場合には、逆にそういった先入観が診断もれや診断ミスを起こすことになりますから、その考えからは一旦離れることが、第一に重要です。

●小児片頭痛の特徴

小児片頭痛では、次のような特徴が挙げられます。

①発作性の出現様式であること、
②拍動感ははっきりしないことが少なくない、
③左右差もはっきりしないことが少なくない、
④いったん頭痛が出現すると、連日、あるいは一定期間頭痛発作を繰り返しやすい、
⑤比較的朝から午前中に出現することが多い、
⑥頭痛の発作時間は年少児では一〜二時間と短い、
⑦頭痛発作中ふらふらする、くらくらするというめまい感を伴う、
⑧自家中毒あるいは起立性調節障害と診断されたことがある、
⑨他児に比較して車に酔いやすい、
⑩たいてい両親のいずれか（母が多い）に片頭痛がある。

欧米では成人に比較して悪心・嘔吐が強いとされているのに対し、日本人でもいくらかその傾向はありますが、そこまで目立つ所見とはいえないようです。

これらの症状は、成長とともに、拍動感や左右差が明確化し、発作時間が延長されて、前兆や予兆などが分かるようになってきます。二十歳頃には成人の症状になってきますが、一部の

病児では、高校生くらいの世代のときだけ頭痛がいったん軽減したり、頻度が減ったりする場合もあります。

●片頭痛治療の主目的

治療はアメリカでは血管収縮薬であるトリプタンを積極的に用いますが、小児ではまだ受容体の発達が不十分であると推定されているように、残念ながら効力が乏しいことも多いのが実情です。逆にヨーロッパでは投薬をしないのが基本思想にあるためか、極端な場合には発作を放置しつつ精神的ケアばかりに終始してしまうきらいがあるようです。

オーソドックスな対応策としては、登校できる場合にはみだりに薬剤を与えないことを念頭に考えておかなければならないということです。

この根拠としては、小児の頭痛発作時間は短いうえ、登校して一定の緊張感があると交感神経の作用で拡張血管を収縮させるように作用するので、早い改善が期待できるからです。さらにもっと重要なのは、小児の場合には選択できる薬剤が少ないので、あれこれ薬を使用して習慣化し、有効なものがなくなってしまうことを回避する必要があるからです。

登校できない、あるいは就学中に発作が現れて授業に参加できない場合には、古典的鎮痛薬であるアセトアミノフェンを与えます。治療の目標は、なんとか学校生活に参加できる程度までに頭痛を軽減させればそれで十分である、と考えておく必要があります。多めに使用すると、鎮痛作用以外に鎮静作用が現れるために、授業中の集中力が低下するなど、就学効果を下げる結果になるからです。この薬剤で不十分な場合には、イブプロフェンなど他の鎮痛消炎薬を用いますが、それらは鎮静作用もいくらか強いので、服用時にお茶やコーヒーを飲むとよいでしょう。これはカフェインの覚醒作用で、鎮静作用がいくらか軽減されますし、薬の吸収を早める作用があり、さらにわずかながら血管を収縮する作用もあるからです。トリプタンは上記したように小児では無効なこともありますが、有効ならもちろん使用してよいでしょう。

二〇一〇年に米英では、片頭痛の予防治療としてボツリヌス（ボトックス）が国家承認され、連日性の頭痛を有する小児にも使用され良好な成果が示されています。国内では自由診療になりますが、同様な成績が得られます。

小児の緊張型頭痛

小児には緊張型頭痛は少ないと考えられていましたが、詳細にみるとかなりの数が存在することがわかります。ただ片頭痛と比較すると、頭痛の程度が軽いので学校を休むようなことはありませんが、学校関係者は知っておいたほうがよい頭痛です。

頭痛はせいぜい中程度まで、頭の両側の痛みで、多くは首や肩のこりもあります。筋肉性の痛みが頭痛に波及していると考えておくとよいでしょう。

原因はさまざまですが、首の筋肉に異常な緊張が持続することによって生じます。急に身長が伸びて、筋肉と骨のバランスが整っていなかったり、前屈姿勢を続けていつも筋収縮が続けられることによってそれが〝定着〟してしまったり、また精神的緊張から筋肉の緊張への波及など、要因としては多くの条件が考えられます。

厳密には頸部ジストニアという筋肉の異常収縮が常になるために起こります。頸部ジストニアとは不随意運動の一種で、成人の肩こり、首こり症状の主たる原因になっています。不随意運動の特徴は、睡眠中には止まることです。スポーツや重労働などの疲労性筋痛の場合には、睡眠中に寝返りをうつと痛みで一瞬目を覚ますのに対し、一般に不随意運動は睡眠中には消失しますので、昼間は常に肩がこっているという人でも、夜間にこりが原因で目を覚ますことはありません。

また特徴的なこととして、「感覚トリック」という現象があります。デスクワークなどをしているときに、頬や頭に手をあてがっている人は多数います。姿勢がよくないとジストニアを生じさせる原因になることもあります。逆に、ジストニアがある人では顔面や頭部への触覚刺激を与えているときにはそれがいくらか和らぎます。ですから単に行儀だけの問題ではなく、本能的に痛みを和らげるために手をあてがっていることが非常に多いのです。これは感覚トリックによるものです。また詳細に観察すると、首が曲がっていることが多いようです。整体院などで骨の曲がりを指摘されることがありますが、これは結果であって、原因としては筋肉の異常な収縮なのです。

治療としては、鏡などを利用し、姿勢を整える練習をするとよいでしょう。医療機関での治療が必要な場合は、児童生徒ではまれでしょう。

机の上で顔や頭に手をいつもあてがっている生徒を見つけたときは、行儀が悪いと考えるだけでなく、肩や首のこりが強いのではないか、と思って観察することも重要です。

小児の低髄液圧性頭痛（脳脊髄液減少症）

脳にある中枢神経は硬膜によって囲われており、その中には透明な髄液が満たされています。

この髄液が減少して圧力が低下すると、脳底部の硬膜に通常と異なる力が加わるために、頭痛が発生します。髄液が減少する要因としては、脳の脈絡叢という部分での髄液の産生が減る場合と、硬膜が破綻して髄液が漏出する場合が考えられます。

漏出のケースは交通事故などで生じることから有名になりましたが、頻度的には産生低下のほうが圧倒的に多数です。

もっとも多い産生低下は、脱水です。脳へ送られる水分が少なくなり、髄液の原材料が減るからです。血圧がかなり低い人でも類似のことが生じます。暑い時期の熱中症はよく知られていますが、熱中症の前触れとしてこの脱水状態を必ず経過します。立ったり座ったりしているときにあった頭痛が、体を横にすると心臓と脳が水平位となり、脳への血流が改善するので、症状は軽減します。また腹に力を入れて力んでいると、その間は血圧が上がって脳血流、髄液産生も増え改善することが確認されます。このことを知っているだけで簡単に診断することができます。対策はもちろん安静と水分摂取ですが、水分を吸収するためには塩分も必ず必要です。悪心が現れて経口摂取困難な場合には、点滴が必要です。

漏出の場合は少しやっかいです。コンタクトスポーツ（格闘技など）、転倒などで生じやすくなります。直接頭や首を打たなくても、お尻から落ちたような場合でも、外達力によって硬膜が破綻することがあります。なんからの外的衝撃を受けたあとに頭痛が持続している場合は、必ずこの頭痛を疑ってください。

小さな硬膜の破綻なら、水分と塩分摂取で一～二カ月で改善しますが、漏出が止まらない場合には硬膜の外側に自己血液を注入するパッチ手術が必要です。小児にもかなりの患者数が予測されており、片頭痛と間違えられていることも多いのです。血液パッチ手術は、手術経験蓄積のある医療機関を探してください。長期間放置しておくと、髄液の減った部分を埋め合わせるために脳が変形します。長期化するとパッチ手術の成績が低下することが分かっています。

学校生活における問題点

前述の頭痛治療の主目的で述べたように、学校生活における根幹は、就学に支障をきたさないこと、を主眼に置いて対処することが中心です。

これらの点から考えていくつかの問題点を拾い上げてみると、①欠席あるいは遅刻（早退）、②授業での学習力の低下、③悪心・嘔吐などに対する他の児童生徒からの目、④保健室などで理解されない不満と不安、などの点があげられるでしょう。

欠席の問題については、すでに述べたように小児片頭痛はいったん出現すると、しばらく連発することが少なくないことから、数週間に及ぶ場合もあります。このようなときには当然薬物治療の対象となりますが、小児の場合には選択薬剤が少なく、運悪く効を奏しないこともありますから、完全に欠席をさせないというわけにはいかない場合も少なくありません。しかし小児片頭痛は発作時間が短いことから、数時間後には登校できる程度まで改善することが多いので、遅刻したとしても登校させるように保護者に助言・指導するべきでしょう。改善する時間帯がなく、登校できる日がほとんどない、という場合には、漏出による低髄液圧性頭痛などに注意を払う必要があるでしょう。

頭痛の存在によって授業などへの集中力がある程度低下すること自体は避けられませんが、一方で薬剤を強くすると、鎮静作用のためさらに集中力が低下するので、本人や保護者が過剰な薬物服用を余儀なくされる、という印象を与えるような指導はするべきではありません。

学校生活での留意点

学校生活の中でも、片頭痛では、血管拡張をきたす条件は頭痛の改善阻害要因や誘発要因になりますから、日差しの強い座席などは避けるように配慮するとよいでしょう。特に問題になるのは、体育で運動によって頭痛が誘発されやすい場合です。しかし日差しの強いところでの運動でなければ必ずしも誘発するとは限らないので、その病児の様子をみながら対処すべきで、一律に休ませるべきではありません。一方、運動が終わってほっとしたときに交感神経の作用が低下して血管が拡張するために、片頭痛だけでなく、発汗で水分を失った結果、髄液産生低下による低髄液圧性頭痛も始まることが多い、ということも知っておくとよいでしょう。

片頭痛の誘発条件は単純に運動によることもありますが、緊張からの解放、気温・湿度の上昇や急な変化、日差しなどさまざまです。個々にその誘発の強さも違いますから、本人に自己探索させることも重要です。それによって以後、誘発を回避することを覚える場合も少なくありませんから、自分でどういったときに起こりやすいかを探るように指示をしておくのもよいでしょう。

悪心・嘔吐は、欧米人に比較すると日本人では出現率や程度が軽い傾向があることはすでに述べた通りですが、病児がもっとも嫌がるのは、嘔吐などを友人に見られることです。このため欧米では、〝頭痛はよくならなくてもよいが、悪心・嘔吐だけ止めてほしい〟と希望する子どもが少なくないのです。筆者の施設でもいままでにそのような希望をした病児が数名いましたので、少ないながら、そういう子どもが存在することを知っておく必要もあるでしょう。多くは制吐薬で対応可能です。

なお遠足などでバスに揺られたときなどに、片頭痛の病児は車酔い（動揺病）を起こしやすいという特徴があります。車酔いの薬は制吐剤でもありますから、先に服用させておくことも必要でしょう。

●保健室での対応

保健室での対応にもずいぶん配慮しなければなりません。最近では保健室が精神的な問題を有する子どもの駆け込み寺になっていると聞きますが、こと片頭痛については、基本的にはそのような精神的な問題点を中心とする疾患ではありません。頭痛発作中には保健室での安静を指示されることがあり、もちろん著しく痛みが強いときの対応としてはそれでよいのですが、必ずしもそれはすべてに優る得策にならないこともあります。安静にしているよりも一定の緊張感があるほうが、交感神経の作用によって血管は収縮性に作用しますから、軽減してきたり、また耐えられる程度の痛みだったりする場合には、そのまま授業を受けさせたほうがむしろよい場合も少なくありません。

また片頭痛は、睡眠によって消失・軽減する反面、昼寝・午睡などの中途半端な短時間の睡眠によってかえって強くなることも多くあります。ですから、保健室で休ませざるを得ない場合にはしっかり休ませますが、一般に精神的な側面を抱えていない通常の片頭痛の子どもは痛みが減ったら通常の授業に復帰したがるので、過剰な安静を指示する必要はないでしょう。

●精神的な側面とリンクさせることの問題

問題となるのは、小児型片頭痛によって欠席や遅刻が多くなってしまい、徐々に学校の敷居が高くなり、その結果として登校したがらなくなる場合があることです。このような場合には、片頭痛の対応ばかりではなく、将来的に精神的な側面からの援助が必要になるかもしれないということも考えておいたほうがよいでしょう。

しかし最近の学校事情もあって、当初から精神的な問題点を抱えていると思われて、のっけからそれらの精神的側面の問題点がある子どもと同様の扱いを受けてしまうことがあります。このような対応に不快感を覚え、かえってストレスを感じる子どももかなり多くいます。筆者の施設へ受診した片頭痛の病児に直接問診すると、過半数が「そのような経験がある」と回答しますが、これは大問題と考えています。

学校と医療機関の連携

●養護教諭の役割

小児片頭痛については、まだ知識が十分広がっていないこともあって、養護教諭がこれらの知識を蓄積することが第一といえるでしょう。こと「頭痛」と聞くと、何か別の疾患を考えがちであり、激しい頭痛を訴えている病児を見て狼狽しがちであることは否定しません。しかし冷静になって、片頭痛の特性の発作性であることなどを心得ていれば、初めてではなく以前に同質の頭痛を呈したことがある点などを聴取することによって、別の脳の病気の現れである可能性がほとんど否定できます。

特に小児片頭痛は、幼少のころに「自家中毒」と診断されることが多いこと、また、めまい、嘔吐、腹痛発作などを繰り返していたことなどの情報は、片頭痛の間接的な証拠となります。中学生くらいの場合には、小児科で「起立性調節障害」（2章—9を参照）と診断されることが多いので、そのような診断名を聞いたときには、将来、片頭痛に移行していく可能性を考えておく必要があるでしょう。

しかし頭痛が変動なくいつも続くという場合には、片頭痛ではなく、低髄液圧性頭痛や場合によっては血腫や腫瘍などによる症候性頭痛の可能性を視野に入れてください。

さて学校での対処として、安静をとらせることばかりがよいわけではないことはすでに述べたとおりです。また通常の片頭痛なら、精神的な問題点とはまったく関係ないので、いたずらに精神的側面を強調する発想に陥らないことが重要です。

●学校医や医師へのお願い

学校医は、通常は一般内科医、一般小児科医が多く、頭痛に対する認識が養護教諭より優れているとは残念ながらいえないのが現状です。はっきりいって、こと頭痛に関する限り適切な相談役として機能しない場合が少なくないのです。

とりわけ最近では、諸問題のために精神科医が関与することがありますが、精神科医は頭痛をうつなどと結びつけた発想をします。うつが存在して頭痛も存在する場合があることは否定しませんが、頭痛が存在すればうつに基づく、という考えはまったくの認識不足といえます。そして片頭痛の子どもが精神科へ紹介され、長々とそちらの角度からの医療を受けた結果、治らないだけでなく、その子が困ってしまっているという事実はあまりにも多くあるのです。

また緊張型頭痛、低髄液圧性頭痛も決してまれなものではありませんから、それらの頭痛についても、学校医は一定の知識をもってほしいものです。

筆者ら専門医の目から見ると、片頭痛だけでなく、低髄液圧性頭痛、子宮頸がんワクチン副反応例（二〇四頁参照）では、精神的原因と断定されてしまうことがあまりにも多く、多くの学校医が関所となってしまっているのです。これらの点は将来に向けて大きく改善が必要であることを知っていただきたいのです。

頭痛の強い児童生徒については、まずは神経内科あるいは脳神経外科へ受診させるように指示していただきたいと思います。もちろん、ＣＴやＭＲＩなどで病変を描出できない頭痛が大半であり、問診などで症状を聞き出し、その内容を解析することによって診断することが必須ですから、頭痛に関する専門知識をもった医師の対応が必要なのです。

保護者との連携

幸いなことに、小児片頭痛は、両親、特に母親も片頭痛であることが多く、成人例と小児例の差異の知識が得られれば、わりと容易に診断について納得することが多いようです。一部には両親に片頭痛が存在しない場合があり、そのような場合では両親が動転することがややありますが、適切な診療科への紹介によってなんとか対応できるでしょう。

一番問題になるのは、小児の場合には頭痛発作時間が短いことから、午前中は休んでも午後からなら登校できる場合が少なくないのですが、過剰な心配によって欠席させてしまうと、子どもも甘えて休んでしまうことです。これらの行為は就学効果のうえでは決して良いことではないということを保護者に教えておく必要があります。

神経質な子どもでは、登校しないことが続くと徐々に学校の敷居が高くなって登校しづらくなる場合があります。このような場合には精神的な問題が内在している場合もありますから、そういったことに陥らないように、登校の機会を少しでも多くする工夫を保護者に伝えることが大切です。

また保護者からの希望は、意外にもそんなに多く出されることはないようです。自らが片頭痛であることが多いからではないかと思います。希望として多いのは、出席日数や学業の遅れに響かないか、受験に影響しないか、という点がほとんどでしょう。

光、音、運動、気温などの片頭痛発作誘発条件が分かればそれを聞き出し、座席位置や体育の際の参考情報となりますが、現実には小児ではまだ誘発条件に気づけませんし、家族も言われてはじめて気づくことも多いので、保護者に対しての重要なアドバイスとなるでしょう。それらの日内の変動が乏しかったり、誘発条件がはっきりしなかったりする場合には、片頭痛以外の頭痛にも目を向けるべきです。

逆に、やたらにあれこれ希望や要求が多い保護者の場合には、保護者に問題がある傾向が強く、一見、片頭痛のように見えても、単に片頭痛だけではなく、家庭環境を含む精神的・社会的問題があることが多いのを見抜くことも重要です。

子どものＱＯＬの向上のために

あくまで片頭痛の治療は、生活改善が主目的であることから、ＱＯＬの維持を目標として考えることが重要です。

成人の片頭痛は欧米と日本で重症度のとらえ方がいくらか異なっており、中等度と評価される痛みの場合では、欧米では〝就業困難である〟のに対し、日本では〝就業に支障あり〟とされています。要するに欧米では、かなり痛くても、就業できる場合には中等度ではなく軽度に評価されているのです。

児童生徒の場合にも、欧米と同様の評価が必要で、痛くても就学可能ならば、それを優先するべきです。そのような場合には、痛みのために若干の注意力・集中力の低下はあるかもしれませんが、それでも学校生活に参加していることのほうが重要である、と考えておく必要があります。

筆者は、家族や学校関係者から、部活動について尋ねられることがあります。家族は部活動をやめるべきかどうか尋ねてきますが、基本的にはやめないほうが望ましいのです。小児片頭痛は一定の期間を過ぎれば出にくくなる時期になりますし、発作中であったとしても発作時間はそんなに長くないからです。数年にわたる学校生活の重要性を考えるならば、やめてしまうことのマイナスのほうがはるかに大きいと考えます。

運動系の部活動などで、特に体育教師は、根性論や精神論ばかり説く者がいます。これが全面的に正しいとは誰もが思わないはずですが、実は結果的に一部は間違っていないのです。なんとか部活動についてこられるなら、活動をさせるべきです。そういった一定の緊張感によって交感神経が作用し、血管が収縮性に作用するので、頭痛が軽減したり、発作の停止が早まったりすることが少なくないからです。ただし運動後、急にリラックスすると、交感神経の緊張が緩み血管拡張をきたして頭痛発作が始まることがあるので、整理体操などをきちんと行うなどの対応をとることによって頭痛の誘発率を下げることができます。

なお激しいスポーツなどでは、体育の教師は漏出による低髄液圧性頭痛の発生に注意を向けておくことが重要です。

最近では下校後の塾通いの子どもも多く、塾へ行く時間に頭痛が現れるのは困る、という保護者もときどき存在します。このような場合には、学校からはどのような指導をしたらよいのか、なかなか微妙な問題があります。昔なら学校の立場を中心に考えればよかったのでしょうが、学校教育での限界もあり、学校に対する社会的価値観も様々ですから、これがよいという回答は筆者からはできません。しかし現在では、そういったことも考慮しながら対処するしかない、というのが実情なのかもしれません。

（寺本　純）

TOPIC

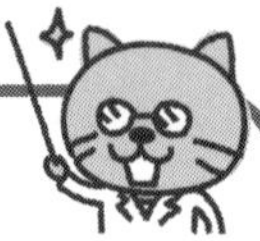

子宮頸がんワクチンの副反応の頭痛

定期接種となった子宮頸がんワクチンの副反応の発現率が高く、その副反応が長引くことが問題視されています。

概要としては、自己免疫疾患様の症状が現れやすく、その一連の症状である血管炎の所見が目立ちます。

おそらく注射部の血管炎のために複合性局所疼痛症候群という強い痛みが現れ、それが脳を介してアロディニア（異痛症）となって半身～全身に拡がり、さらに運動系へも波及し、四肢に筋力低下、けいれん様の症状が現れます。この運動症状はジストニアの一種と考えられ、治療はなかなか困難です。

それと同時に現れやすいのが頭痛で、副反応例の約40%にのぼります。この痛みは、頭部の動脈の血管炎に伴うものです。痛みは体調などによって浮き沈みしますが、炎症の強弱によって個人個人で部位がわりと定まっています。程度の差は別にして、発熱を伴っています。

問題点は、一見片頭痛と間違えられやすいことです。慢性の血管炎では血管壁が厚くなるため血管の内腔が狭くなります。通常の片頭痛に使用する血管収縮剤は用いるべきではありません。また慢性化例が多いので、長期的には徐々に血管が狭くなっていく恐れがあるといえるでしょう。

中学生、高校生が接種の主な対象となりますから、教育現場でこのような副反応例を見る機会があるかもしれませんので、知っておくとよいでしょう。（寺本　純）

※今後定期接種は積極的には推奨しないと厚生労働省の発表が出ています（2013年6月）ので、学校関係者の方々は、今後の動きを慎重に見守る必要があります。

Chapter Two　疾患ごとの配慮事項と、学校・家庭での留意点

9 起立性調節障害（ＯＤ）の子どもの学校生活

ＯＤの子どもにとっての学校生活

起立性調節障害（Orthostatic Dysregulation, 以下、ＯＤ）の子どもにとっては、学校での生活や教育は非常に大きな意味を持ちます。

一般的な慢性疾患では、病期には入院あるいは自宅療養を行い、病状が改善すれば、通常の学校生活が可能と医師が判断した後に子どもが登校を始めるので、学校関係者はおおむね医師の診断書の指示に従えば、それほど特別な配慮を必要としません。一方ＯＤでは、一般的には病期であっても学校生活を続けることが可能であり、むしろ治療上は登校したほうがよい場合もあり、それだけに特別な配慮が学校側に求められることになります。

また、ＯＤは、自律神経系が介在する疾患であり、学校生活のさまざまなシーンにおける身体的・心理的ストレスが症状を悪化させるものの、身体疾患でありながら「怠け」による症状と誤認されやすいことも、学校側の対応を難しくさせている理由となっています。

ここでは、ＯＤの子どもに関わる学校関係者、医療関係者の参考になるように、重要な点に絞り、以下に述べます。

ＯＤの基本的な説明

●疾患の概要

ＯＤは思春期に起こりやすい自律神経機能不全であり、自律神経中枢の機能異常に関連した症状、すなわち、睡眠リズムの乱れ、頭痛、微熱や冷えなどの体温調節異常、血圧異常、頻脈などの心血管症状、腹痛などの消化器症状、発汗過多などの汗腺症状、その他の自律神経反射が出現します。基本的病態は、起立による下半身への血液移動に対する循環系自律神経系の代償不全であり、その結果、血圧低下、頻脈をきたします。

症状としては、立ちくらみ、起立時に増強する倦怠感・頭痛・動悸があります。特に午前中が著しく、午後から夕方にかけて軽減するため、日常の行動は夜型になります。このことから、生活リズムや睡眠の乱れにつながります。

したがって治療は、起立時の循環反応を正常化させること（特に午前中）に重点が置かれます。また一方で、心理社会的ストレスが自律神経系を介してＯＤを悪化させることから、心身医学的な対応も合わせて重要となります。

●診断はどのように行うか

ＯＤには特徴的な循環動態を示す数種類のサブタイプが存在し、現時点では、起立直後性低血圧、体位性頻脈症候群、神経調節性失神、遷延性起立性低血圧が知られています（図１）。日本小児心身医学会からは、「ＯＤガイドライン」[1)]が出されており、診断アルゴリズムが示されています（図２）。これによると、サブタイプを判定するために新起立試験を実施しますが、これによって重症度（表１）も決定できます。さらに心理社会的関与の有無を「『心身症としてのＯＤ』診断チェックリスト」によって判定します（表２）。

健常者の起立時
血圧（BP）心拍（HR）反応

人は起立すると（図中↓）一過性の血圧低下を生ずるが、直ちに回復しその後は臥位よりやや高い血圧で安定する。

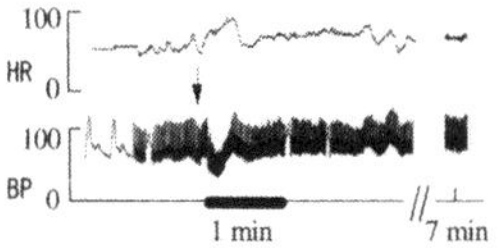

起立直後性低血圧

起立直後に強い血圧低下および血圧回復の遅延が認められる。

起立後血圧回復時間≧25秒 or
血圧回復時間≧20秒かつ非侵襲的連続血圧測定装置で求めた起立直後平均血圧低下≧60%

軽症型
起立中に血圧は徐々に回復する。

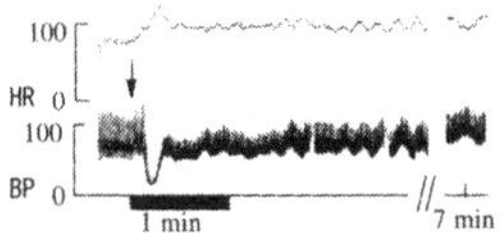

重症型
起立後 3 ～ 7 分に収縮期血圧低下が臥位時の 15%以上を持続する。

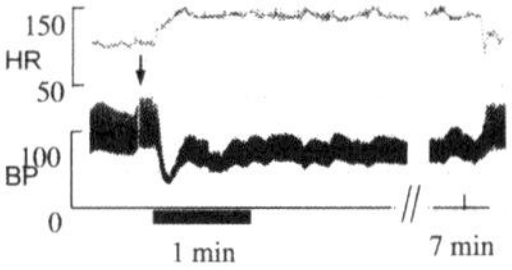

体位性頻脈症候群

起立中に血圧低下を伴わず、著しい心拍増加を認める。
起立 3 分以後心拍数≧115／分
または、心拍数増加≧35／分

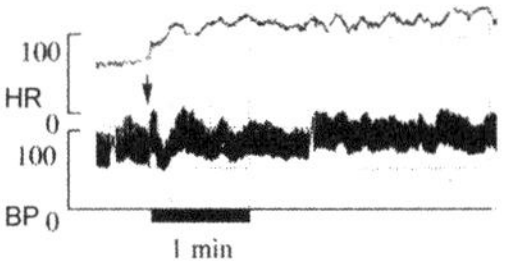

神経調節性失神

起立中に突然に収縮期と拡張期の血圧低下ならびに起立失調症状が出現し、意識低下や意識消失発作を生ずる（図中↓ f）。

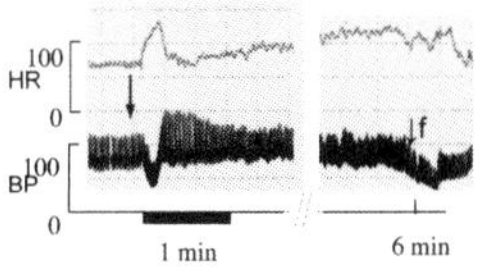

遷延性起立性低血圧

起立直後の血圧心拍は正常であるが、起立 3 ～10分を経過して収縮期血圧が臥位時の15%以上、または20mmHg以上低下する。

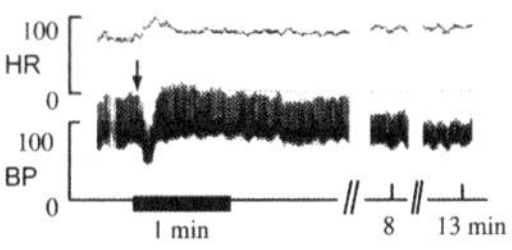

図１●起立性調節障害のサブタイプ

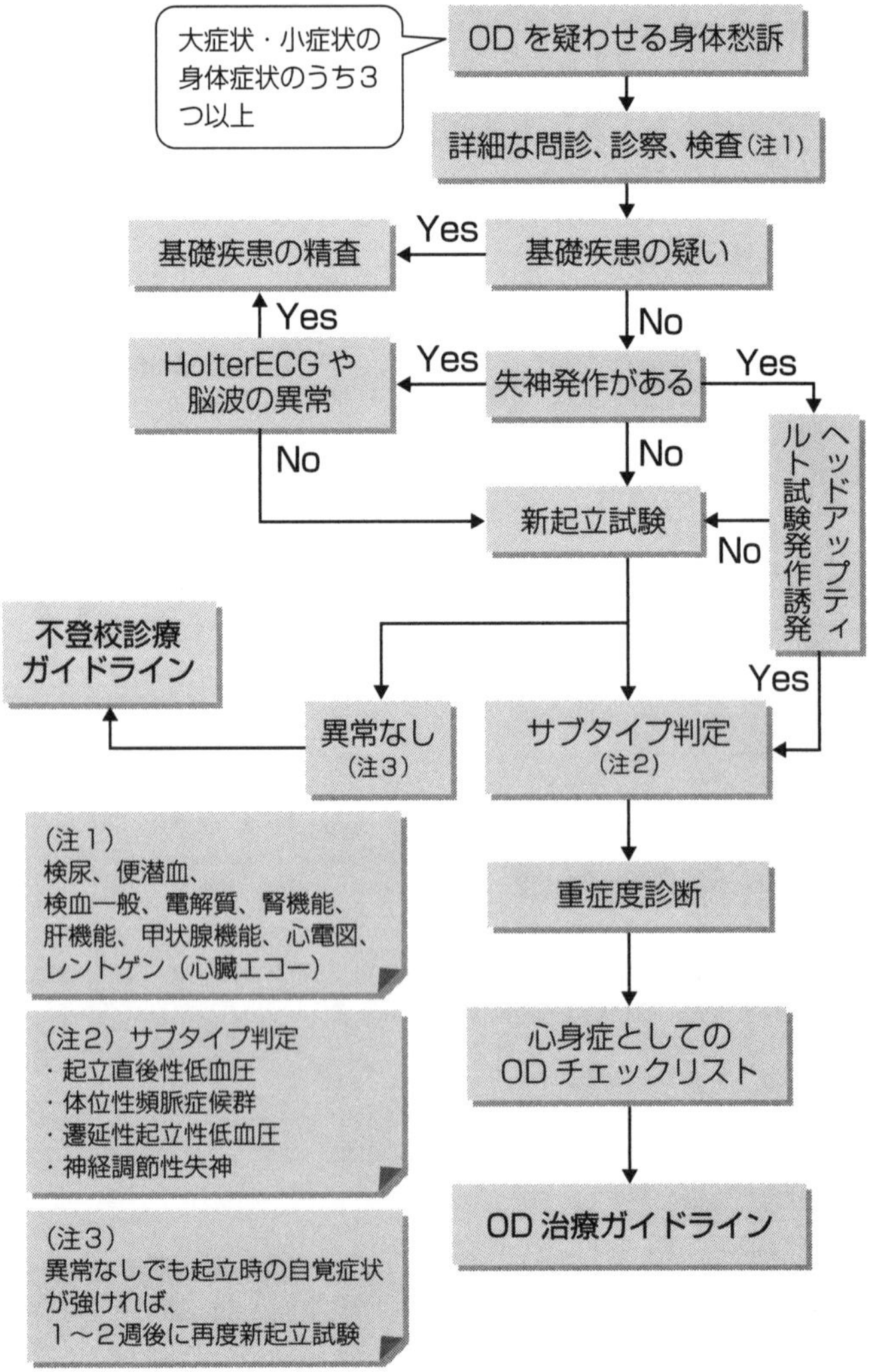
大症状・小症状の身体症状のうち３つ以上
ODを疑わせる身体愁訴
詳細な問診、診察、検査（注１）
基礎疾患の疑い
Yes
基礎疾患の精査
No
失神発作がある
Yes
HolterECGや脳波の異常
Yes
No
Yes
ヘッドアップティルト試験発作誘発
No
新起立試験
Yes
不登校診療ガイドライン
異常なし（注３）
サブタイプ判定（注２）
重症度診断
心身症としてのODチェックリスト
OD治療ガイドライン
（注１）
検尿、便潜血、
検血一般、電解質、腎機能、
肝機能、甲状腺機能、心電図、
レントゲン（心臓エコー）
（注２）サブタイプ判定
・起立直後性低血圧
・体位性頻脈症候群
・遷延性起立性低血圧
・神経調節性失神
（注３）
異常なしでも起立時の自覚症状が強ければ、
１～２週後に再度新起立試験

図２●診断アルゴリズム（2013年改定案）

表１●身体的重症度の判定

新起立試験の結果、および症状や日常生活状況から、軽症、中等症、重症のいずれかを判定してください。

	身体的重症度		
	軽症	中等症	重症
起立直後性低血圧（INOH）	軽症型（血圧が回復するタイプ）		重症型
体位性頻脈症候群（POTS）	起立時心拍≧115／分 or 心拍増加≧35／分		起立時心拍≧125／分 or 心拍増加≧45／分
神経調節性失神（NMS）	INOH または、POTS を伴わない		INOH または、POTS を伴う
症状や日常生活状況	時に症状はあるが、日常生活、学校生活への影響は少ない	午前中に症状が強く、しばしば日常生活に支障があり、週に１～２回遅刻や欠席がみられる	強い症状のため、ほとんど毎日、日常生活、学校生活に支障をきたす

（注）遷延性起立性低血圧の重症度を判定できる基準はまだない。

表２●「心身症としての OD」診断チェックリスト

保護者への問診、ならびに子どもへの問診・診察によって医師が判定してください。

(1) 学校を休むと症状が軽減する
(2) 身体症状が再発・再燃を繰り返す
(3) 気にかかっていることを言われたりすると症状が増悪する
(4) １日のうちでも身体症状の程度が変化する
(5) 身体的訴えが2つ以上にわたる
(6) 日によって身体症状が次から次へと変化する

以上のうち４項目が時々（週１～２回）以上みられる場合、心理社会的関与ありと判定し「心身症としての OD」と診断する。

判定　心理社会的関与　□あり　□なし

保護者との連携

学校でＯＤの適切な対応を行うためには、保護者との連携が欠かせません。そして、身体的側面と心理社会的支援の両面から対応を行う必要があります。

まず、医師が最初に行うべき最も重要な事項は、子どもと保護者に、ＯＤについて充分な理解をしてもらうことです。

ＯＤの子どもは、自分の体調不良の原因が分からず、なにか重大な病気ではないか、と不安になっていることが多いのです。一方、ＯＤについて知識のない保護者や教師は、ＯＤ症状を、「ただの怠け、だるいのは気の持ちようではないか」と考えがちになります。さらに医療機関を受診して「どこも悪くない、心因性だろう」と診断されると、「やはり根性がないだけ。鍛えないといけない」と思うようになり、「朝早く起こして、強制的に登校させ、少々しんどくても教室で授業を受けさせよう」といった対応をとるのが通常です。夜遅くまで寝つけない子どもに対して、保護者は「夜は夜で遅くまで起きているから、朝起きられないのだ。悪いのはお前だ」と批判的に、あるいは叱りつける対応になってしまいます。すると、子どもは、「本当に体調が悪いのに、なぜ叱られるのか！」と反発を感じて心理的ストレスを溜めていきます。心理的ストレスは自律神経を介してODをさらに悪化させ、症状悪化や回復遅延を引き起こすことになります。

子どもが遅刻しそうになるなど、日常生活に支障が出始めたら、まず最初にODを疑い、医療機関を受診してODガイドラインに沿った診断を受けることが望まれます。また保護者と学校関係者がODの正しい医学的知識を持ち、一見すると怠けに見える疾患の特徴（朝の体調不良、脳血流の低下による起立保持困難、思考力低下、夜には体調回復など）を理解することが大切です。これによって二次的に起こりえる、親子関係の悪化を防ぐことが期待できます。

学校生活における問題点とその対応

ODの子どもを初めて受け持った教師は、病気の基礎知識がない場合、前述の保護者と同じように、どのような対応をすればよいのか困惑するでしょう。あるいは、子どもが怠けているのではないか、気の持ちようだと考えて、叱責したり励ましたりすることもあります。でも、「誰でも朝はつらいのよ」「頑張りが足りないのよ」と言われると、ODの子どもは、精いっぱいやっているにもかかわらず自分が否定されたように感じて、これが強い心理的ストレスとなります。

そこで、校長をはじめ担任教師、養護教諭、各教科担当教師などの学校関係者が正しいＯＤの知識と理解を持つことが大切です。ＯＤ児への教師の対応が適切であれば、子どもの心理的負担はかなり軽減され、精神的に安定しやすくなります。

また次のような学校生活での工夫も役に立っています。

●フレックスタイムの登下校のすすめ

ＯＤの子どもは、一般児と同じ時刻での登下校が困難なケースが少なくありません。午前中は起立性低血圧や起立性頻脈などの自律神経異常による症状のために、朝の起床が困難となり、登校時刻が遅くなってしまいます。ケースによっては、夕刻にしか起床できないこともあるくらいです。遅刻や欠席を避けるために、保護者が必死になって子どもの起床を試みても失敗に終わることも多いのです。子どもが「朝に起こしてくれ」と頼んでも、実際には起きないことが多く、これが原因で親子喧嘩になることも少なくありません。

教師はこのような朝の家庭状況を理解したうえで、フレックスタイムの登下校を子どもと保護者に提案していただきたいのです。

●保健室では、仰臥時間を短くする

ＯＤの子どもが登校後、あるいは授業中に気分不良を起こして保健室に来室することは少なくありません。この場合、ベッドで安静臥床させることになりますが、気分不良が改善すれば、仰臥ではなく、ベッドの上で座位をするように心がけてください。

ＯＤガイドラインに、「日中は身体がだるくても仰臥にならないようにする」と記載されているのは、長時間の臥床では起立耐性が悪化し、ＯＤが改善しないからです。保健室で「だるいなら、寝ていなさい」と指示するのではなく、「だるくなくなったら、できるだけ座るようにしようね」と指導することが望ましい対応です。教室に帰室させるタイミングは、本人の体調によって自己決定させるほうがよいでしょう。なぜなら、座位が保持できていても脳血流が回復していなければ学習効率が悪く、それがまた心理的負担になるからです。

●生活動作の工夫

起立時の脳血流低下を防ぐために、起立時には急に立たないようにこころがけます。起立動作では、頭を心臓の高さにして約三〇秒間保ちながら起立するとよいのです。すなわち、学校生活での動作は、できるだけ頭を下げてゆっくり行うのです。また静止状態での起立は、三～四分以上続けることは避けましょう。そこで起立中は、足踏みや両足をクロスさせるなど、下半身への血液貯留を防止するような動作を行うようにしましょう。

このような動作に対して、教師が「のろのろとしないで、さっさとしなさい」とか、「起立時にはゴソゴソするな」と批判しないようにしてください。そのためには、教師間でＯＤへの共通理解を持ち、適切な対応について意見統一を行う必要があります。

●水分摂取と塩分摂取

ＯＤの子どもでは、水分摂取量が少ないと起立耐性が低下し症状が悪化します。水分摂取は小児での維持輸液量（体表面積１㎡あたり一五〇〇ミリリットル）は必要ですので、体重三〇キログラムの子どもでは一日に約一・五リットル、四〇キログラムでは約二リットルの摂取が必要です。

したがって、学校生活においてもできるだけ自由に水分摂取を行う必要があります。「飲水時には、その都度、許可をもらうこと」という指示を出すと、ＯＤの子どもは水分摂取を控えるようになるので、自由に飲用できるような配慮が望ましいです。

学校と医療機関の連携

ＯＤは、重症度によって治療法やその対応が異なります。上記のような対応は、日常生活に支障の出ているＯＤの子ども（ガイドラインでは中等症以上に相当する）には共通して必要な事項となりますが、さらに個々のケースに応じた対応が必要な場合も生じます。学校で服薬を必要とする子ども、体育の授業で運動制限が必要な子ども、気分不良時への対応、どの程度までクラス授業の参加を勧めたらよいかなど、教師にとっては細部に至るまで心配になることでしょう。

したがって、ＯＤの子どもが充実した学校生活を送るためには、円滑な学校―医療の連携が欠かせないのです。しかし、これには相互のさまざまな心理的障壁があると思われます。学校関係者に対する筆者らのアンケート調査では、「医師が忙しいので、連絡をとるのに気が引ける」「医師が心安く応対してくれても、電話の取り次ぎで冷淡にされると、度重なる連絡には気が重くなる」「保護者の了解をとらないと、医療機関と連絡してはいけないのか」など、連携についてさまざまな心理的ストレスを感じている教師が多いことが分かりました。

このような状況を打開する良い方法は、校長、あるいは教育委員会から医療機関に対して連携会議などの定期的な開催を要請することが挙げられます。医療機関長宛に非公式・公式に責任者同士が連絡しやすい環境作りが必要と考えます。最近は医師側も考え方が柔軟になり、できるだけ学校関係者と連携をとろうという動きが活発化しています。学校医にも責任者の一員として加わってもらうことが、学校―医療の連携をより円滑化、活発化することになると考えます。ぜひ、教育―医療の双方の歩み寄りが積極的に行われることを望みます。

子どものＱＯＬ向上のために教師ができること

教師がＯＤの子どもたちの症状改善のためにできる指導は、数多くあります。ＯＤの子どもたちは、自分の体調不良を教師に分かってほしいと強く願っています。教師は、ＯＤについて知識を深めるためにも、子どもから症状を聞き出す、というよりはむしろ、「子どもたちの体調について、直接に子どもから教えてもらう」という姿勢で会話をするとよいのではないでしょうか。

医療では「患者さん自身が、医学の教科書でもある」という言葉があります。患者さんの病状を知ること、あるいは患者さんから症状を教えてもらうことが、わたしたち医療従事者の理解を進ませ、医療の質も高まる、という考え方です。またそれによって、双方のコミュニケーションが上手くとれることも多いのです。

教師は、ＯＤの子どもができるだけ教室で踏ん張って授業を受けられる習慣をつける、という管理指導的な考え方ではなく、むしろ、「君が今よりも少しでも楽に学校生活を続けることができる方法を考えよう」というメッセージを伝えることにより、より好ましいコミュニケーションをとることができ、カウンセリングマインドに溢れたサポーティブな指導ができると考えます。

筆者は、学校関係者にＯＤについて正しい知識を持ち、適切な対応をお願いしたいと常日頃から考えています。少しでも教師の方々の参考になればとの思いから、二〇〇九年に『起立性調節障害の子どもの正しい理解と対応』[2)]という書籍を出版しました。本書では、学校関係者、保護者にできるだけ分かりやすく、ＯＤの病態、具体的な治療法を記載し、また学校関係者にお願いしたい子どもへの対応をも盛り込んでいます。発売後に多くの学校関係者にも読んでいただき、お蔭様で「大変分かりやすい」との評価をいただいています。

●進路選択の問題

ところで、ＯＤの子どもにとっては、もっと深刻な事態があります。それは、進路選択にかかわる問題です。ＯＤの発症は中学生で多いため、長期欠席や不登校が二〜三年以上持続するケースでは、中学卒業と高校進学の時期に重なってきます。すなわち、高校進路選択のときに、ＯＤが人生に大きく影響するのです。子どもたちを指導する学校関係者にとっても、悩ましいことだと思われます。この難問に少しでも参考にしてもらえたらと思い、『起立性調節障害の子どもの日常生活サポートブック』[3]を出版しました。高校進路選択の成功例などを含めて、筆者の経験をまとめた内容となっていますので、ぜひ学校関係者にご一読いただきたいと思います。

（田中英高）

〔文献〕
1）日本小児心身医学会（編）『小児心身医学会ガイドライン集――日常診療に活かす４つのガイドライン』南江堂、二〇〇九年
2）田中英高『起立性調節障害の子どもの正しい理解と対応』中央法規出版、二〇〇九年
3）田中英高『起立性調節障害の子どもの日常生活サポートブック』中央法規出版、二〇一〇年

〈巻末資料〉学校生活管理指導表（アレルギー疾患用）

〈表〉

表 学校生活管理指導表（アレルギー疾患用）

名前＿＿＿＿＿＿＿＿ 男・女 平成＿年＿月＿日生（＿歳） ＿＿＿＿＿＿＿＿学校 ＿年＿組 提出日 平成＿年＿月＿日

気管支ぜん息（あり・なし）

病型・治療

A. 重症度分類（発作型）
1. 間欠型
2. 軽症持続型
3. 中等症持続型
4. 重症持続型

B-1. 長期管理薬（吸入薬）
1. ステロイド吸入薬
2. 長時間作用性吸入ベータ刺激薬
3. 吸入抗アレルギー薬（「インタール®」）
4. その他（　　　）

B-2. 長期管理薬（内服薬・貼付薬）
1. テオフィリン徐放製剤
2. ロイコトリエン受容体拮抗薬
3. ベータ刺激内服薬・貼付薬
4. その他（　　　）

C. 急性発作治療薬
1. ベータ刺激薬吸入
2. ベータ刺激薬内服

D. 急性発作時の対応（自由記載）

学校生活上の留意点

A. 運動（体育・部活動等）
1. 管理不要
2. 保護者と相談し決定
3. 強い運動は不可

B. 動物との接触やホコリ等の舞う環境での活動
1. 配慮不要
2. 保護者と相談し決定
3. 動物へのアレルギーが強いため不可
　動物名（　　　）

C. 宿泊を伴う校外活動
1. 配慮不要
2. 保護者と相談し決定

D. その他の配慮・管理事項（自由記載）

【緊急時連絡先】
★保護者
電話：
★連絡医療機関
医療機関名：
電話：

記載日　　年　月　日
医師名　　㊞
医療機関名

アトピー性皮膚炎（あり・なし）

病型・治療

A. 重症度のめやす（厚生労働科学研究班）
1. 軽症：面積に関わらず、軽度の皮疹のみみられる。
2. 中等症：強い炎症を伴う皮疹が体表面積の10%未満にみられる。
3. 重症：強い炎症を伴う皮疹が体表面積の10%以上、30%未満にみられる。
4. 最重症：強い炎症を伴う皮疹が体表面積の30%以上にみられる。

＊軽度の皮疹：軽度の紅斑、乾燥、落屑主体の病変
＊強い炎症を伴う皮疹：紅斑、丘疹、びらん、浸潤、苔癬化などを伴う病変

B-1. 常用する外用薬
1. ステロイド軟膏
2. タクロリムス軟膏（「プロトピック®」）
3. 保湿剤
4. その他（　　　）

B-2. 常用する内服薬
1. 抗ヒスタミン薬
2. その他［　　　］

C. 食物アレルギーの合併
1. あり
2. なし

学校生活上の留意点

A. プール指導及び長時間の紫外線下での活動
1. 管理不要
2. 保護者と相談し決定

B. 動物との接触
1. 配慮不要
2. 保護者と相談し決定
3. 動物へのアレルギーが強いため不可
　動物名［　　　］

C. 発汗後
1. 配慮不要
2. 保護者と相談し決定
3. （学校施設で可能な場合）夏季シャワー浴

D. その他の配慮・管理事項（自由記載）

記載日　　年　月　日
医師名　　㊞
医療機関名

アレルギー性結膜炎（あり・なし）

病型・治療

A. 病型
1. 通年性アレルギー性結膜炎
2. 季節性アレルギー性結膜炎（花粉症）
3. 春季カタル
4. アトピー性角結膜炎
5. その他（　　　）

B. 治療
1. 抗アレルギー点眼薬
2. ステロイド点眼薬
3. 免疫抑制点眼薬
4. その他（　　　）

学校生活上の留意点

A. プール指導
1. 管理不要
2. 保護者と相談し決定
3. プールへの入水不可

B. 屋外活動
1. 管理不要
2. 保護者と相談し決定

C. その他の配慮・管理事項（自由記載）

記載日　　年　月　日
医師名　　㊞
医療機関名

㈶日本学校保健会 作成

〈裏〉

裏 学校生活管理指導表（アレルギー疾患用）

名前＿＿＿＿＿＿＿＿ 男・女 平成＿年＿月＿日生（＿歳） ＿＿＿＿＿＿＿＿学校 ＿年＿組 提出日 平成＿年＿月＿日

食物アレルギー（あり・なし）　アナフィラキシー（あり・なし）

病型・治療

A. 食物アレルギー病型（食物アレルギーありの場合のみ記載）
1. 即時型
2. 口腔アレルギー症候群
3. 食物依存性運動誘発アナフィラキシー

B. アナフィラキシー病型（アナフィラキシーの既往ありの場合のみ記載）
1. 食物（原因　　　）
2. 食物依存性運動誘発アナフィラキシー
3. 運動誘発アナフィラキシー
4. 昆虫
5. 医薬品
6. その他（　　　）

C. 原因食物・診断根拠　該当する食品の番号に○をし、かつ《 》内に診断根拠を記載
1. 鶏卵《　》
2. 牛乳・乳製品《　》
3. 小麦《　》
4. ソバ《　》
5. ピーナッツ《　》
6. 種実類・木の実類《　》（　　　）
7. 甲殻類（エビ・カニ）《　》
8. 果物類《　》（　　　）
9. 魚類《　》（　　　）
10. 肉類《　》（　　　）
11. その他1《　》（　　　）
12. その他2《　》（　　　）

［診断根拠］該当するもの全てを《 》内に記載
① 明らかな症状の既往
② 食物負荷試験陽性
③ IgE抗体等検査結果陽性

D. 緊急時に備えた処方薬
1. 内服薬（抗ヒスタミン薬、ステロイド薬）
2. アドレナリン自己注射薬（「エピペン®」）
3. その他（　　　）

学校生活上の留意点

A. 給食
1. 管理不要
2. 保護者と相談し決定

B. 食物・食材を扱う授業・活動
1. 配慮不要
2. 保護者と相談し決定

C. 運動（体育・部活動等）
1. 管理不要
2. 保護者と相談し決定

D. 宿泊を伴う校外活動
1. 配慮不要
2. 食事やイベントの際に配慮が必要

E. その他の配慮・管理事項（自由記載）

【緊急時連絡先】
★保護者
電話：
★連絡医療機関
医療機関名：
電話：

記載日　　年　月　日
医師名　　㊞
医療機関名

アレルギー性鼻炎（あり・なし）

病型・治療

A. 病型
1. 通年性アレルギー性鼻炎
2. 季節性アレルギー性鼻炎（花粉症）

主な症状の時期：春、夏、秋、冬

B. 治療
1. 抗ヒスタミン薬・抗アレルギー薬（内服）
2. 鼻噴霧用ステロイド薬
3. その他（　　　）

学校生活上の留意点

A. 屋外活動
1. 管理不要
2. 保護者と相談し決定

B. その他の配慮・管理事項（自由記載）

記載日　　年　月　日
医師名　　㊞
医療機関名

㈶日本学校保健会 作成

●学校における日常の取り組み及び緊急時の対応に活用するため、本表に記載された内容を教職員全員で共有することに同意しますか。
1. 同意する
2. 同意しない　　保護者署名：＿＿＿＿＿＿＿＿

提供：日本学校保健会（下記ホームページからダウンロードできます）
http://www.gakkohoken.jp/book/pdf/02sidou.pdf

初出一覧

下記の初出をもとに、今回加筆・修正を行った。

●第1章

1　丹羽　登　　書きおろし

2　加藤忠明「小児慢性疾患と特別支援教育」(『教育と医学』2010年6月号)

3　副島賢和「院内学級『さいかち学級』での取り組み」(『教育と医学』2013年9月号)

4　吉川一枝「慢性疾患をもつ子どもへの学級担任の関わり」(『教育と医学』2010年6月号)

5　武田鉄郎「慢性疾患をもつ子どもへの自己管理支援」(『教育と医学』2011年7月号)

●第2章

1　五十嵐隆「慢性腎疾患をもつ子どもと学校教育」(『教育と医学』2011年5月号)

2　花井敏男「てんかんの子どもと学校教育」(『教育と医学』2010年8月号)

3　赤木禎治「先天性心臓病をもつ子どもと学校教育――子どもから大人への橋渡しの重要性」(『教育と医学』2011年2月号)

4　稲田浩子　　書きおろし

5　横田俊平「膠原病の子どもと学校教育」(『教育と医学』2011年4月号)

6　雨宮　伸「糖尿病の子どもと学校教育」(『教育と医学』2010年7月号)

7　嶋　緑倫「血友病の子どもと学校教育」(『教育と医学』2011年3月号)

8　寺本　純「頭痛に悩む子どもと学校生活」(『教育と医学』2010年10月号)

9　田中英高「起立性調節障害(OD)の子どもと学校教育」(『教育と医学』2010年12月号)

●２章－８

寺本　純（てらもと　じゅん）

寺本神経内科クリニック（名古屋）、八重洲痛みの診療室（東京）院長。名古屋大学医学部卒業。国立武蔵療養所神経センター（現：国立精神・神経センター）、奈良県立医科大学助手、名鉄病院神経内科部長を経て現職。米英で普及している頭痛のボツリヌス治療を2001年に国内初導入。

著書に『臨床頭痛学』（診断と治療社、2005年）、『肩こり・首こりが本当によくなる本』（保健同人社、2008年）、『薬が効かない頭痛になったとき読む本（仮題）』（講談社、2014年11月刊行予定）など。

●２章－９

田中英高（たなか　ひでたか）

ＯＤ低血圧クリニック田中 院長。医学博士。専門は小児心身医学。大阪医科大学卒業。大阪医科大学小児科准教授を経て、2014年７月より現職。日本小児心身医学会理事長。2006年に同学会ＯＤワーキンググループ代表として、小児科医向け「小児起立性調節障害診断・治療ガイドライン」を作成・発表。ＯＤの研究・臨床とともに、教育現場への認知・理解に努める。

著書に『起立性調整障害の子どもの正しい理解と対応』（中央法規出版、2009年）、『起立性調節障害の子どもの日常生活サポートブック』（中央法規出版、2010年）など。

●２章－５

横田俊平（よこた　しゅんぺい）

横浜市立大学大学院医学研究科発生成育小児医療学教授。専門は小児科学、小児リウマチ・膠原病、小児感染症。横浜市立大学医学部卒業。神奈川県立こども医療センター、アメリカ・メーヨークリニック、ノースカロライナ州立大学などを経て現職。

著書に『小児の外来診察ＡＢＣ』（東京医学社、1996年）、『小児の薬の選び方・使い方〈改訂３版〉』（共編、南山堂、2010年）など。

●２章－６

雨宮　伸（あめみや　しん）

埼玉医科大学小児科教授。医学博士。専門は小児内分泌・糖尿病。慶應義塾大学医学部卒業。慶應義塾大学医学部、イリノイ大学医学部、地域基幹病院等、山梨大学医学部小児科准教授を経て現職。

著書に『小児・思春期糖尿病管理の手びき〈改訂第３版〉』（編集責任、南江堂、2011年）、『こどもの１型糖尿病ガイドブック』（編集責任、文光堂、2007年）など。

●２章－７

嶋　緑倫（しま　みどり）

奈良県立医科大学小児科教授。医学博士。専門は血液凝固学と神経発達。奈良県立医科大学医学部卒業。奈良県立医科大学小児科助手、講師、准教授を経て現職。

著書に『三輪血液病学〈第３版〉』（共著、文光堂、2006年）、『みんなに役立つ血友病の基礎と臨床〈改訂版〉』（共著、医薬ジャーナル社、2012年）、『今日の治療指針』（共著、医学書院、2012年）、『内科学〈第10版〉』（共著、朝倉書店、2013年）など。

●2章－2

花井敏男（はない　としお）

柳川療育センター発達支援センター・センター長。専門は小児神経学。九州大学医学部卒業。福岡市立こども病院小児神経科部長、福岡市立心身障がい福祉センター・センター長などを経て、2014年より現職。

著書に『子どもの成長と発達の障害』（分担執筆、永井書店、2009年）、『開業医の外来小児科学〈改訂6版〉』（分担執筆、南山堂、2013年）など。

●2章－3

赤木禎治（あかぎ　ていじ）

岡山大学病院循環器疾患集中治療部准教授。医学博士。専門は小児循環器、成人先天性心疾患、先天性心疾患のカテーテル治療。久留米大学医学部卒業。久留米大学小児科、トロント小児病院循環器科などを経て現職。

著書に『先天性心疾患の方のための妊娠・出産ガイドブック』（共著、中央法規出版、2006年）、『画像でみる成人先天性心疾患』（共著、メジカルビュー社、2010年）など。

●2章－4

稲田浩子（いなだ　ひろこ）

久留米大学医学部小児科医師。ゆうかり医療療育センター医師。医学博士。専門は小児がん、ターミナルケア、患者・家族支援。久留米大学医学部卒業。久留米大学医学部小児科助手などを経て現職。

著書に『小児がんの子どものトータル・ケアと学校教育』（共著、ナカニシヤ出版、2000年）、『ベッドサイドの小児の診かた〈第2版〉』（共著、南山堂、2001年）など。

●1章－4

吉川一枝（きっかわ　かずえ）

亀田医療大学看護学部看護学科教授。専門は小児看護。筑波大学大学院教育研究科カウンセリング専攻リハビリテーションコース修了。小児病棟看護師、小・中学校の養護教諭、横浜市立大学看護短期大学部助手、日本赤十字北海道看護大学講師、岐阜医療科学大学保健科学部看護学科教授を経て現職。

著作に「通常の学級に在籍する慢性疾患患児への学級担任教師の関わり」（『日本小児看護学会誌』12巻1号、2003年）など。

●1章－5

武田鉄郎（たけだ　てつろう）

和歌山大学大学院教育学研究科教授。専門は障害児心理学。博士（学術）大阪市立大学。上越教育大学大学院学校教育学研究科障害児教育専攻修了。養護学校等の教員、国立特殊教育総合研究所研究員を経て現職。

著書に『慢性疾患児の自己管理支援のための教育的対応に関する研究』（大月書店、2006年）など。

●2章－1

五十嵐 隆（いがらし　たかし）

国立成育医療研究センター総長・理事長。専門は小児腎臓病学。東京大学医学部卒業。東京大学大学院医学系研究科小児医学講座小児科教授を経て現職。日本学術会議会員、日本小児科学会会長、日本小児保健協会理事、日本保育園保健協議会理事、日本腎臓学会理事、日本小児腎臓病学会元理事長。

著書に『小児腎疾患の臨床〈改訂第5版〉』（診断と治療社、2012年）、『こどもの腎炎・ネフローゼ』（監修、メディカル・トリビューン、2012年）など。

執筆者紹介

●1章－1

丹羽　登（にわ　のぼる）

文部科学省初等中等教育局 特別支援教育課 特別支援教育調査官。専門は病弱教育。大阪教育大学教育学部卒業、兵庫教育大学大学院修了。大阪府教育委員会教育振興室障害教育課指導主事などを経て現職。

著書に『「個別の（教育）支援計画」の作成・活用』（監修、ジアース教育新社、2010年）、『病気の子どものガイドブック――病弱教育における指導の進め方』（監修、ジアース教育新社、2012年）など。

●1章－2

加藤忠明（かとう　ただあき）

前国立成育医療研究センター成育政策科学研究部長。医学博士。専門は小児医学。東京大学医学部医学科卒業。総合母子保健センター小児保健科長、日本子ども家庭総合研究所小児保健担当部長などを歴任。

著書に『小児慢性疾患診療マニュアル』（監修、診断と治療社、2006年）、『すぐに役立つ小児慢性疾患支援マニュアル〈改訂版〉』（共編著、東京書籍、2012年）、『図表で学ぶ子どもの保健Ⅰ』（共編著、建帛社、2010年）など。

●1章－3

副島賢和（そえじま　まさかず）

昭和大学大学院保健医療学研究科准教授・さいかち学級担当。品川区立清水台小学校教諭・昭和大学病院内学級担任を長年務め、2014年3月に東京都職員を退職し、現職に。学校心理士。専門は病弱教育、児童心理。東京学芸大学大学院修士課程修了。

著書に『学校でしかできない不登校支援と未然防止』（共編著、東洋館出版社、2009年）、『医療現場のコミュニケーション』（共著、あいり出版、2008年）など。また、『プロフェッショナル仕事の流儀』（NHK 総合、2011年）に出演。

編者紹介

満留昭久（みつどめ　あきひさ）

福岡大学名誉教授。国際医療福祉大学大学院教授。福岡国際医療福祉学院学院長。医学博士。専門は小児科・小児神経学。

教育と医学の会理事。NPO 法人子どもの村福岡理事長。

1939年鹿児島県生まれ。九州大学医学部卒業。九州大学病院小児科助手を経て、1975 年福岡大学医学部へ。同大学医学部小児科教授、医学部附属副院長、医学部長を歴任し、2006年福岡大学退職。同年 4 月国際医療福祉大学へ。同教授、副学長を経て 2012 年より現職。日本小児科学会、日本小児神経学会、臨床神経生理学会、日本てんかん学会などの評議員・理事を務める。

著書に『新小児医学大系』(分担執筆、中山書店、1985 年)、『小児神経疾患診療ハンドブック』(共著、南江堂、1988 年)、『ベッドサイドの小児の診かた〈第 2 版〉』(編著、南山堂、2001 年)、『小児神経学の進歩 30 集』(共著、診断と治療社、2001 年)、『こころをつなぐ小児医療』(慶應義塾大学出版会、2013 年）など。

＜子どものこころと体シリーズ＞

学校の先生にも知ってほしい

慢性疾患の子どもの学校生活

2014年 8 月30日　初版第 1 刷発行

編　者――――満留昭久

発行者――――坂上　弘

発行所――――慶應義塾大学出版会株式会社

〒108-8346　東京都港区三田2-19-30

TEL 〔編集部〕03-3451-0931

〔営業部〕03-3451-3584〈ご注文〉

〔　〃　〕03-3451-6926

FAX 〔営業部〕03-3451-3122

振替　00190-8-155497

http://www.keio-up.co.jp/

装　丁――――本永惠子

組　版――――株式会社キャップス

印刷・製本――中央精版印刷株式会社

カバー印刷――株式会社太平印刷社

© 2014 Akihisa Mitsudome

Printed in Japan ISBN978-4-7664-2094-4

慶應義塾大学出版会

子どもの育ちを教育・心理・医学から探る

月刊 教育と医学

毎月27日発行
教育と医学の会 編集

◉質の高い内容を、分かりやすく
第一線の執筆陣が、専門領域外の読者にも分かるように執筆しているので、最高の内容を分かりやすく読むことができます。

◉多角的に論じる
教育学、医学、心理学、社会学などの研究者、教育・福祉・看護の現場の方々が、各号の特集について多角的に論じます。

◉発達障害についての定評
日本の第一線の研究者・臨床家が、最新の情報を提供し、定評を得ています。

◉特別支援教育について最新の情報を掲載
国立特別支援教育総合研究所からの最新情報を「久里浜だより」に毎号掲載。

最近の特集テーマから ……………………………………………………

特集1・アレルギーと学校生活／特集2・いのちを大切にする教育
特集1・いじめ問題をとらえ直す／特集2・失敗を成功の素とするには
特集1・自閉症ー新しい理解／特集2・教員養成6年制はどうなるのか
特集1・これからの学校／特集2・子どもに必要な安全・安心とは
特集1・スクールカウンセラーのこれからの課題／特集2・子どもとSNS
特集1・新学期の適応をめぐって／特集2・子どもの「食行動」を考える
特集1・学ぶ楽しさ、教える楽しさ／特集2・教師のメンタルヘルスの“今”
特集1・就学前における発達障害児の理解／特集2・「こども園」はどうなるのか

◉メルマガ「教育と医学」(無料)配信中!
誌面に載りきらなかった情報など、「教育と医学」を読んでいる人にも、まだこれからという人にも役立つ情報が満載。ぜひ、当社ホームページからお申込みください。
http://www.keio-up.co.jp/kmlmaga.html

▼A5判 96頁 定価 740円(税込)
▼定期購読は1年12冊分8200円(税・送料込。発行所直接発送)

※価格は、2014年8月現在。今後、価格の改定を行うこともあります。